古醫籍稀見版本影印存真文庫

嶺南衛生方

元・釋繼洪纂修

中醫古籍出版社

責任編輯　黃　鑫
封面設計　張雅娣

图书在版编目(CIP)数据

岭南卫生方/(元)释继洪纂修. —北京:中医古籍出版社,2015.9
(古医籍稀见版本影印存真文库)
ISBN 978-7-5152-0767-4

Ⅰ. ①岭… Ⅱ. ①释… Ⅲ. ①方书-中国-宋代
Ⅳ. ①R289.344

中国版本图书馆 CIP 数据核字(2015)第 086950 号

古醫籍稀見版本影印存真文庫
嶺南衛生方　元·釋繼洪　纂修

出版發行　中醫古籍出版社
社　　址　北京東直門内南小街 16 號(100700)
印　　刷　北京金信諾有限公司
開　　本　850mm×1168mm　32 開
印　　張　8.25
字　　數　45 千字
版　　次　2015 年 9 月第 1 版　2015 年 9 月第 1 次印刷
印　　數　0001~3000 冊
書　　號　ISBN 978-7-5152-0767-4
定　　價　20.00 圓

國家古籍出版
專項經費資助項目

據中國中醫科學院圖書館藏日本天保十二年刻本影印原書版框高一八二毫米寬一三五毫米

出版説明

中醫藥學是中華民族優秀傳統文化的重要組成部分，是我國醫學科學的特色，也是生命科學中具有自主創新優勢的領域。歷代存留下來的中醫典籍是我國寶貴的文化遺産，其承載着中華民族特有的精神價值、思維方法、想象力和創造力，是中醫藥科技進步和創新的源泉。對中醫古籍進行保護與整理，即是保護了我國全部古籍中的一個重要的組成部分。

《古醫籍稀見版本影印存真文庫》在全面調查現存古醫籍版本情況的基礎上，遴選出五十餘種具有較高學術價值、文獻價值的古醫籍，對其稀見的版本進行搶救性地挖掘整理，其内容涵蓋中醫臨床内、外、婦、兒、針灸、五官各科及基礎理論等領域。這些版本多爲亟待搶救的瀕危版本、珍稀版本、孤本、善本，或者曾經流傳但近幾十年來世面上已很難見到的版本，屬於讀者迫切需要掌握的知識載體，具有較大的出版價值。爲方便讀者閲讀與使用，本叢書整理者對所遴選古籍的版本源流及存世狀况進行了考辨，撰寫了提要，簡介了作者生平，評述了著作的學術價值；爲避免在整理過程中出現各種紕漏，最大限度地保留文獻原貌，我社决定採用影印整理出版的方式。

此次所選書目具有兩個特點：一是以學術性和實用性兼顧爲原則，選擇凝結歷代醫藥學家獨到理論精粹及豐富臨床經驗的精品力作，突出臨證實用，并且充分注重各類中醫古籍的覆蓋面，除了喉科之外，其余各類均有涉及；二是選擇稀見版本，影印出版，不僅可以避免目前市場上古籍整理類書籍魚目混雜、貽誤后學之弊，而且能够完整地體現歷史文獻的真實和完整性，爲讀者研習中醫提供真實的第一手資料。該叢書對於保護和利用中醫藥古籍，發揚和傳承中醫藥文化，更好地爲中醫藥科研、臨床、教學服務具有重大的意義。

我社自二十世紀八十年代成立以來，陸續出版了大型系列古籍叢書，影印的有《中醫珍本叢書》《文淵閣四庫全書醫家類》《北京大學圖書館館藏善本醫書》《海外回歸中醫古籍善本集萃》《中醫古籍孤本大全》等，自出版后廣受學界和藏書機構歡迎。實踐證明，以影印爲基礎進行文獻開發，不僅符合學術研究和收藏需要，而且操作性更强，對促進文獻批露意義重大。

在編輯過程中，我們遵循《古醫籍稀見版本影印存真文庫》的編輯規範，進行了嚴格地查重，并查核原書，爲每種圖書制作了新的書名頁，重新編目，讓讀者一目了然。爲了讓讀者真真切切感受古籍的原汁原味，我們對前言和目録均採用繁體竪排形式。需要説明的是，所收珍本中有缺卷或缺頁的情况，由於這些珍本基本上没有復本，我們没有進行配補，僅作了相應的標注，也留下了些許遺憾，敬請廣大讀者諒解。

中醫古籍出版社

二零一五年九月

前言

《嶺南衛生方》三卷，宋·李璆、張致遠原輯，元·釋繼洪纂修。李璆字西美，汴人，政和中登進士第，出知房州；張致遠字子猷，南劍州沙縣人，宣和三年中進士第，紹興八年出知廣州，《宋史》俱有傳。繼洪，汝州人，俗姓及生平不詳，據其另一著作《淡寮集驗秘方》自序略謂：『早歲南遊，輒刊瘴瘧諸方於嶺表，或謂可以濟人緩急，茲復以生平所取雜方，編次門類，敘以鄙見，質之同志』。此序作於元至元癸未（一二八三）年，而《嶺南衛生方》所輯繼洪諸説後則綴有寳祐乙卯（一二五五）景定甲子（一二八四）等字樣，是知繼洪爲宋元間釋而醫者。

本書前二卷輯入李璆瘴瘧論、張致遠瘴瘧淪、王棐指迷方瘴瘧論、汪南容治冷熱瘴瘧脈證方論（疑與前王棐爲一人）、章傑嶺表十説、繼洪衛生補遺回頭瘴説、治瘴用藥七説、治瘴續説、附蛇虺螫諸方及集驗治蠱毒諸方。

卷三爲明以後人增附，收入婁安道八證標類及《東垣藥性賦》，後附日人山田筒之《募原偶記》。

本書爲元海北廉訪所刻，明景泰閔重鋟，歲久板不復存。正德八年廣東行省據鈔本重刊，萬曆四年復經鄒善校刻，並命婁安道增入八證及藥性子其後。日本天保辛丑（一八四一），梯謙晉造氏據數本校讎付梓，附入募原偶記。

此書早於吳又可《溫疫論》三百餘年，書中提出瘴瘧與傷寒不同，及嶺南『草木水泉，皆稟惡氣，人生其閒，元氣不固，感而爲病是爲之瘴』，並主因地制宜。可與《溫疫論》互爲表裏，但一主苦寒，一主辛溫，蓋以歲運方土異其治耳。

現據中醫科學院圖書館藏東瀛天保十二年學古館雕板影印，書眉有梯氏校批，今仍一並印出，以供參考。

中醫古籍出版社

目録

校刻嶺南衞生方序

秦越人言傷寒有五是中風有傷寒是濕溫有熱病是溫病伊尹用神農本草以為湯液歷代相傳以至東漢張仲景論廣湯液作傷寒論即為衆方之祖然其言幽微其旨隱賾獨柰為後人所竄改是經兵火殘缺不知為幾人是以論者紛紜取舍之說趙邈者走瀏應者入山竟無

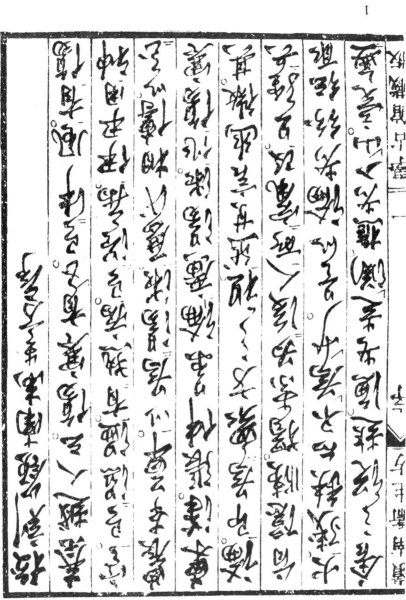

歸一之論。本邦當家百年以來，參古今，相是非，偏于古，若以仲景之方為百病之治法，盡于此，專務攻擊，而不取温補；僻于後世，若專據劉張李朱之說，而斥峻猛，猿之於藥，如水炭不相容也。嗚呼，孰尊聖經之封疆，割免措之近域，使斯道類敗全生于此。古文云：說不乖理，方不違經。家雖出後學，而是良師，讀仲景書，用

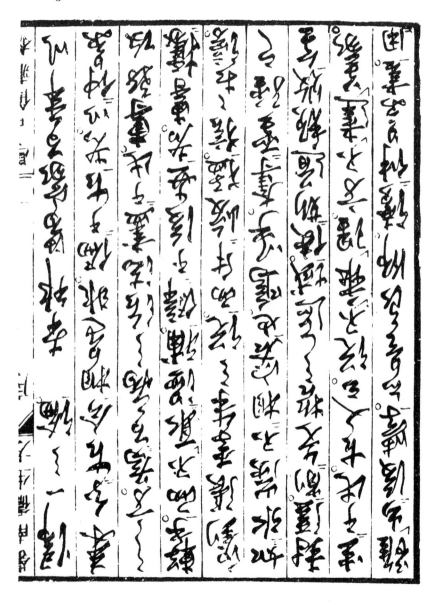

仲景之方。仲景之法。然未嘗守仲景之方
乃為得仲景之心。臨證如指舊原攜
新病。不再經過氏之手。不可用也。旨
哉言也。何必拘泥如彼。　天保丁酉
夏秋之間。札瘧流行。閭門伏枕。病者
大半。係上盛下虛及少陰證。當時
遵用古方者。專為汗下。或主吳氏疫
論。妄投下劑。而不曉正氣之虧也。以
被大黃死者十居其九。被附子死者百

中一二耳夫人氣不能自病邪之所客輒病焉以人氣之憂懼損也苟使人氣充實精元內守病何從來矣四方有高下之殊四時有非序之化百步之內晴雨不齊千里之外寒暄各異豈可以一定之法而待非常之變哉余讀嶺南衛生方嘅得其之時不為指之法所擾動蓋此書數百年來時見此傳清船

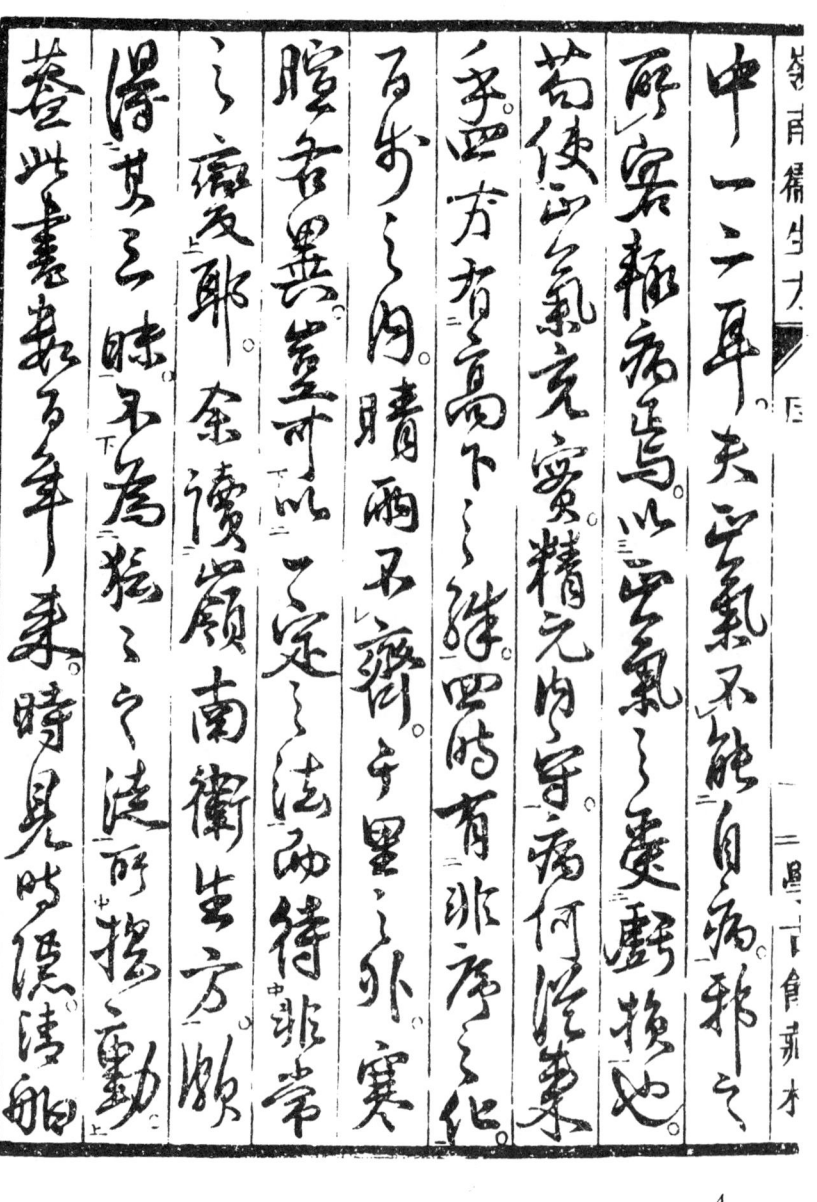

齋來已年矣。然未刊布于世。不知何人傳藏而固秘之。余謂古之秘書者。以非其人不可傳也。今之秘書者。以非其人而藏之於家。絶無由不借人也。世既久之傳寫。遂亥豕遠來得毀其校讎之訛謬。屢剞劂氏之豈敢云振起斯道。聊欲使彼奪聖經之之封匣。前更盡之。庶幾其息。猶猶之從也。但恐行字未精。宥掃之業

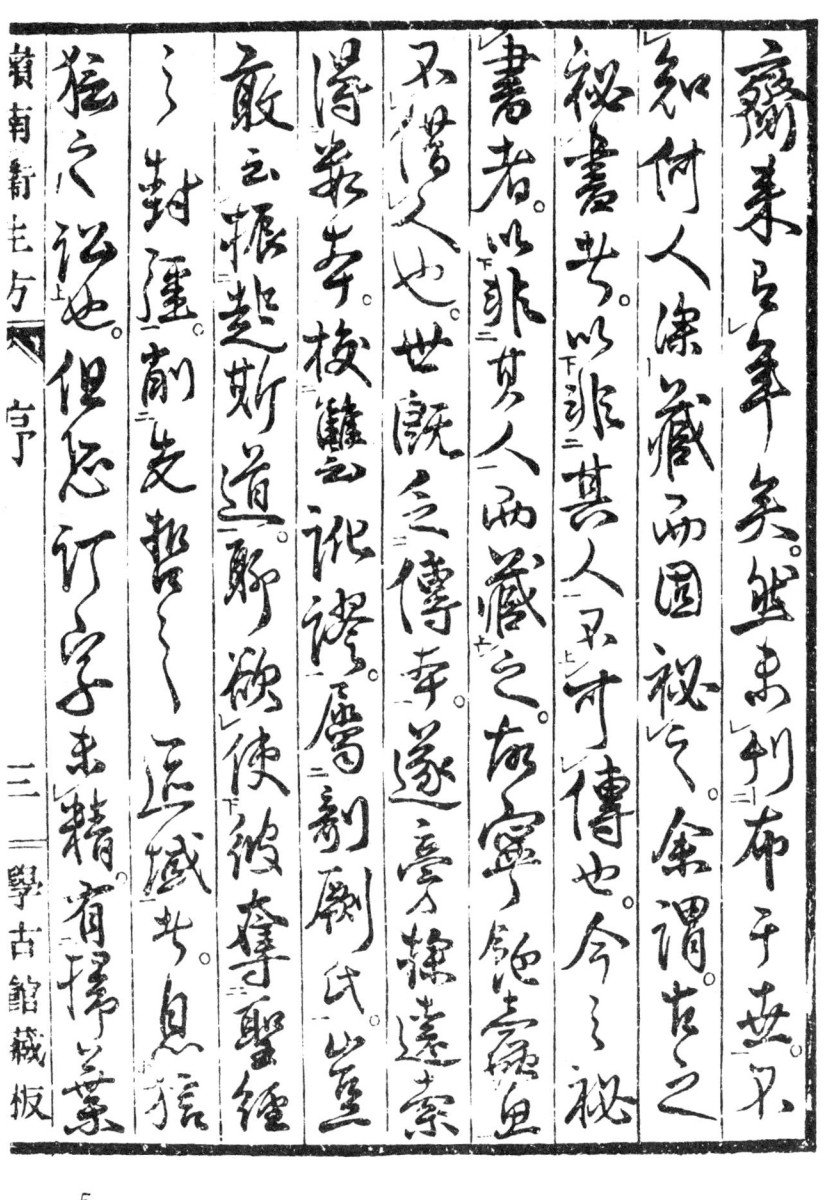

遺漏之處所望海內同志幸賜

正之。

天保庚子季秋南洋梯謹晉造南

書於平安之學古館

篠山余正圖書

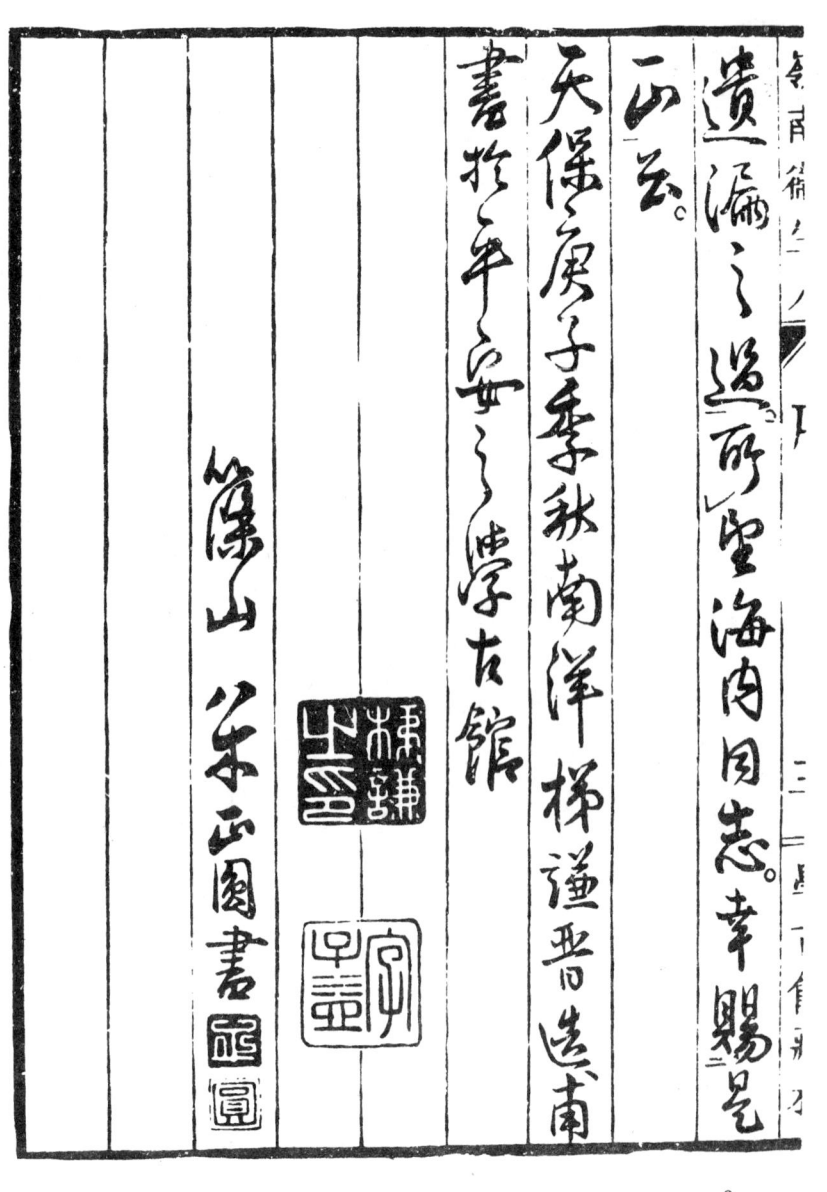

原序

嘗讀沈括良方序謂治病有五難辨疾難治疾難飲藥難處方難別藥難而於治疾尤詳且謂古之治疾者先知陰陽運歷之變故山林川澤之竅發而又視其老少肥瘠貴賤居養性術之好惡憂喜勞逸順其所宜違其所不宜其精過於承蜩其察甚於刻棘可謂至密矣然恐非醫之淺淺者所能與比至嶺南見外方至者病不虛日雖居民亦鮮有不病者因思嶺以外號炎方又瀕海氣常燠而地多濕與中州異氣燠故陽常泄而患不

降地濕。故陰常盛而患不升。業醫者苟不察粵地山川竅發之異。有以奪陰陽運歷之變。而徒治以中州常法。鮮有不失者。何也。夫以其常泄之陽。而重汗之。則元氣不固。以其常盛之陰。而輕利之。則眞氣愈陷。是醫藥之害與山川之害。交爲吾人病也。毎思有以濟之。而未得其術。一日獲嶺南衛生方讀之。曰。此仁人之用心也。雖其處方投劑。在臨證審酌之。然其論瘴病始末。誠有以握其要領矣。因手校之。告于葉江施公圖公諸人。人乃遂慨然捐俸。共梓以廣其傳。復命婁醫安道附八論及藥性於其後八論者慮人惑於病證之似也使知有所辨藥性者慮僻壞之鮮醫或可因證考藥而增減之使知有所據亦昔人辨疾別藥意也讀是編者識知嶺外受病之由與所以服藥之宜而又能參以老少肥瘠貴賤之別及居養性術好惡憂喜勞逸之殊庶幾順其宜違其所不宜握陰陽升降之機而不致為山川風氣所侵以各全其天年云萬曆四年端陽日廣東布政司右布政使安成頡泉鄒善書

原序

神農嘗百草，立九候，以救昏札。黃帝緣性命，著素問、靈樞，爲內經，大要窮血脈經絡，陰陽表裏，本虛實而施鍼石湯火，調寒溫平熱之所宜，至論病以及國，原診以知政，其本草內經之謂歟。周秦以來，演述名家者，踵趾相接，經方簡帙充棟，殊途同歸，九州萬國咸遵用之。未有析南北而爲書者。然天地之化，四方風氣異宜，時義亦相生勝。今夫朔漠嶺海相去何唯萬里，塞北肌膚皴瘃，沙磧不毛，入燕冀少和煦，淮泗流澌漸蚤，嶺南隆冬林

無凋葉。野有蔓草。四時把握葵箑。山海黎蛋。老死不識
霜雪。寒暑大異如此。則調攝之劑。安得而盡同哉。岐伯
曰。南方者陽之盛處。其地下。水土弱。霧露之所聚也。其
民嗜酸而食胕。故皆緻理而赤色。其病攣痺。其治宜微
鍼。故九鍼者亦從南方來。是治法之異。古亦有言者矣。
嶺南衛生方。前元海北廉訪所刻。景泰間重鋟于省署。
惟其言爲嶺南。則一方之書也。抑粵俗重巫輕醫。故傳
布弗廣。歲久板不復存。北客入南。首詢拳拳。俗醫既乏
師承。應求草率。鮮有尋其緒者。予甚患之。思得是書以

嘉惠茲土。訪購寔懃。今總鎮篤菴潘公，適出所藏鈔本。
藩臬群僚見者忻抃。遂梓以傳。所謂霧露炎蒸爲瘴癘
癘與蟲蛇草木之毒。緩急所需。立俟良愈。吾知生於斯。
寓於斯。繼今罔勉以衛生者。舍是書何求哉。正德八年
歲次癸酉六月朔旦中奉大夫廣東等處承宣布政使
司左布政使古田羅榮書

校刻嶺南衛生方目録

上卷

乾薑附子湯　冷湯
沈附湯　附子理中湯
眞武湯　天下受拜平胃散
四時治要方說　草菓飲
四獸飲　祕傳降氣湯
蘓子降氣湯　樂令黃耆湯
李待制柴胡散　參蘇飲
芎蘇散　愚魯湯
地黃薄荷湯　五積交加散

截瘧散
一方
瘴瘧丹
七棗湯
攝生方治痖瘴方
稀涎飲
正舌散
脾約丸
寬氣湯
蜜煎導法
烏梅木瓜湯
破證奪命散
温膽湯
異功散
小烏沈湯
大養脾圓
二氣香薷飲
縮脾飲

集驗治蠱毒諸方　驗蠱毒法

歸魂散　雄砞丸

桔梗散　佛說解蠱毒神咒

一法　灸蠱毒法

治馬蝗蠱毒方　解百藥毒方

又治蠱毒挑生及蒙汗諸中毒神効諸方

在上膈方　在下膈方

吐瀉後補治方　治胡蔓草毒方

撫合香丸　治楊梅瘡方

治口損疼痛方　敷藥方

又方

下卷附録　此以下原本屬第四卷

八證標類　李杲藥性賦

校刻嶺南衛生方目録終

宋史藝文志云。李璆張致遠瘴論二卷。張致遠字子猷。南劍州沙縣人。宣和三年進士。八年知廣州。李璆字西美。汴人。政和進士。出知房州。共見列傳卷第百三十五。按李畵傳。李畵字仁甫。眉州丹稜人。雅州推官。據此則未嘗官于嶺南也。范石湖文集本草綱目正字通諸書云。畵著衛生方。恐謬。石湖文集。以雅州為雷州。蓋傳聞之訛。當以正史為據。

唐書藝文志。載嶺南急要方三卷。鄭景岫南中四時攝生論一卷。李暄嶺南脚氣論一卷。李繼皐南行方三卷。鄭樵通志。載治嶺南衆疾經効方一卷。廣南攝生方一卷。以上六種。係嶺南方。而無一種傳于 本邦。賴有是書耳。可不寶重。

謙又識

校刻嶺南衛生方上卷

宋　大梁　李璆
延平　張致遠　原輯
元　汝州　釋繼洪　纂修

李待制瘴瘧論

嶺南既號炎方。而又瀕海。地卑而土薄。炎方土薄。故陽燠之氣常泄。瀕海地卑。故陰濕之氣常盛。而二者相薄。此寒熱之疾。所由以作也。陽氣常泄。故四時放花。冬無霜雪。一歲之間。暑熱過半。窮臘久晴。或至搖扇。

人居其間氣多上壅膚多汗出腠理不密蓋陽不反本而然陰氣盛故晨夕霧昏春夏雨淫一歲之間蒸濕過半三伏之內反不甚熱盛夏連雨即復凄寒或可重裘飲食衣服藥物之類往往生疑人居其間類多中濕肢體重倦又多脚氣之疾蓋陰常偏勝而然陰陽之氣既偏而相薄故一日之內氣候屢變晝則多燠夜則多寒天晴則燠陰雨則寒人之一氣與天地通天地之氣既爾則居其間者宜其多寒熱疾也又陽燠既泄則使人本氣不堅陽不下降常浮而上

故病者多上脘鬱悶胸中虛煩陰濕既盛則使人下體多冷陰不上騰常沉而下故病者多腰膝重疼腿足寒厥余觀嶺南瘴疾證候雖或不一大抵陰陽各不升降上熱下寒者十嘗八九況人之一身上焦屬丙丁火中焦戊己土下焦壬癸水上固常熱下固常冷而又感此陽燠陰濕不和之氣自多上熱下寒之證也病人既覺胸中虛煩鬱悶便自以爲有熱而嶺外醫又多用麻黃金沸草散青龍湯等藥發表得病之因正以陽氣不固每寒熱發則身必大汗又復投

以發表藥。則不旋踵受斃。甚者又以胸中痞悶。用轉
利藥下之。病人下體既冷。得轉利藥。十無一生。是瘴
癘末必遽能害人。皆醫殺之也。紹興庚戌年。蒼梧瘴
癘大作。王及之郎中。張鼎郎中。葛彖承議。三家病瘴。
悉至滅門。次年余寓居於彼。復見北客與土人感瘴。
不幸者不可勝數。余詢其所服藥。率用麻黄柴胡鼈
甲及白虎湯等。其年余涂瘴疾特甚。繼而全家卧疾。
余悉用温中固下。升降陰陽正氣藥。及灸中脘氣海
三里。治十愈十。不損一人。余二僕皆病胸中痞悶煩

治十愈十一本作治十愈

放冷景岳全書作冷溫

躁。一則昏不知人。一則云願得涼藥清利膈脘。余辨其病。皆上熱下寒。皆以生薑附子湯一劑。放冷服之。即日皆醒。自言胸膈清涼。得涼藥而然。不知實附子也。翌旦又各以丹砂丸一粒。令空腹服之。遂能食粥。然後用正氣平胃等藥。自爾遂得平愈。既親獲効。後於知識間。用生薑附子湯。療十餘人。皆安。更無一失。蓋附子得生薑則能發散。以熱攻熱。又導虛熱向下焦。除宿冷。又能固接元氣。若胸中煩悶。但放冷服之。熱服則藥力之發也速。欲導熱氣向下。自當取其發

同下景岳全書有赤字

緩也又病人煩躁但問其能飲水否若反畏冷不能飲者皆上有虛熱非眞熱也皆宜服生薑附子湯沈存中良方治瘴七棗湯用烏頭七浸七炮者治方正與此同一服而愈又醫者或用朮附湯而病人寒熱反甚疾亦不可愈益朮附相濟能固熱氣不能發散惟附子一味爲最要耳間有脉證實非上熱下寒面色目睛赤黃卽方可隨證治之不可用附子湯余在蒼梧時數十百人中惟一鄭防禦病寒熱身體無汗脉洪數而浮皆柴胡湯證遂如證服小柴胡湯而愈

景岳全書作宜服嘉禾散無沮且取併所之六字能下有調中氣三字

然小柴胡湯之類。自非其證實可服者。不可遽進也
益上熱下寒。陽氣不收者。比比而是。而當用此藥者
益少也。審其證未辨。或疑其有熱。亦不須服發表等
藥。但且取嘉禾散併服之。若果蘊熱。但冷服無害。益
嘉禾散治下虛中滿。能升降陰陽。又療四時溫疫傷
寒。使無變動。雖傷暑及陽證傷寒。服之亦解。若或寒
多。服之亦宜。服二三日。卽寒熱之證自判矣。然後隨
證調治之。卽無不愈者。審是下冷。或因失饑傷冷所
致。卽灸中脘氣海三里尤妙。或別無濕冷。只灸大椎

七寶剉散本草綱目正字通並引此條作七寶散正字通無人字

或第五推。隨年壯。二穴皆能止瘴瘧寒熱屢曾獲効。若寒熱已止。猶毎遇當發日。意思昏倦終不清快倦怠欲睡。或體生瘡瘍。當是已服附子等。及脾胃已和。下焦濕冷已去。氣漸向平。即須少服常山藥。常山藥惟七寶剉散爲妙。蓋常山能去皮膚毛孔中瘴氣而寒熱所感邪氣多在榮衛皮肉之間。欲除根本。非常山不可也。但常山服之必吐。人惟七寶剉散冷服之不吐。亦屢驗矣。又柴胡能治邪氣半在表半在裏。柴胡常山非不可服也。但須其證可服即服。不可遽服。

病人陽氣常浮。身多汗出。須先固本正氣。然後服此
等藥。即瘴癘悉去矣。又小柴胡湯用黄芩。大凉病人
多有不能任者。余得一柴胡散方。治寒熱經驗。病人
上熱下冷者。先正氣固本。後宜服之。大抵西北地寒。
土厚水深。又人食酥酪之類。病者多宜發散轉利。傷
寒温疫至有汗不得出而斃者。氣常收斂故也。嶺南
陰氣不收。又復卑濕。又人食檳榔之類。氣踈而不實。
四時汗出。病者豈宜更服發散等藥。此理明甚。然西
北之人。亦有不當發散轉利者。嶺南之人。亦不無發

下之疾。但舉其多者言之耳。大梁李璆西美

張給事瘴瘧論

嶺南。地偏而土薄。無寒暑正氣。陽常泄。故冬多煖。陰常盛。故春多寒。陽外而陰內。陽浮而陰閉。故人得病多內寒而外熱。下寒而上熱。醫者不察。率用北方傷風傷寒法。或汗或下。兼求効太速。十失五六。余得李舍人瘴論。復與滑州醫士王子僅較量湯劑。用之有驗。凡得病或一二日。或三五日。憎寒壯熱。身體疼倦。頭痛項強。嘔逆煩躁。胸膈不利。病之證不出於此。但只以正氣散薑附湯調理發熱煩躁悶亂心神不寧與冷湯發熱煩躁喫水水入口即吐與五苓散引飲多汗小便赤澁者不得喫五苓散汗出更利小便必亡陽也如此用藥調理五日以上若發熱煩躁不渴不嘔大便或一日或二日依舊一次小便赤而通利亦依前法調理不可與性寒涼藥若五日以上發熱煩躁狂言引飲思冷水不欲湯及不大便三五日小便赤澁用藥令黃耆湯解利喫此藥其熱不去與小柴胡湯解利其小柴胡湯性極寒不可輕用如有卜分

內熱證方可與亦與正氣散兼服凡纔初得病或三
五日其病人發熱或惡寒煩躁手足冷鼻尖涼身體
重疼舌上胎生引飲煩渴或自利或嘔吐或汗出惡
風與薑附湯乾薑附子湯理中湯於中脘穴灸三五
十壯臍下氣海穴灸二三百壯頤南瘴病纔初得不
可便喫瘴藥直至十餘日以上寒熱或只發熱一日
一次或隔二日一發或隔二日一發明見發作有時
老虛之人寒熱瘴與七棗湯病人氣稍實發寒熱瘴
與厚朴飲子無寒只發熱瘴與木香飲子若服藥瘴

已。與黃耆建中湯大養脾丸平胃散調養。凡治病脉
與證不可偏廢。用藥須憑脉。且若病人外證是陽候。
脉見陰脉。不可用陰藥。外證見陰候。脉見陽脉。不可
用陽藥。若憑外證用藥。十失五六。憑脉用藥。病人信
向。萬不失一。經心録曰。傷寒瘴癘時疾錯療禍如反
掌。且古人云。有病不藥。不失為中醫者。此之謂也。延

平張致遠

指迷方瘴瘧論

桒。讀書之餘。留意醫學。幸得其傳。頗識方脉。就辟入南

若夫一句景岳全書作夫瘴之為病猶傷寒之病也

研究此證於方書。至桂林。延一老醫與議。則所說無異於所聞。方書謂南人凡病皆謂之瘴。率不服藥。惟事祭鬼。自今觀之。豈不信然。且得雜病者。或不須藥。而待其自愈。若夫傷寒陰陽二證。豈可坐視而不藥耶。雖曰不服藥為中醫。每荏苒以致不救者有之。過桂林以南無醫藥。且居南方之人。往往多汗。上盈下虛。用藥者不可汗。不可吐。亦不可下。其業醫者。既鮮且謬。或妄發汗吐下。是謂實實虛虛。補有餘。損不足。不察脉證。其禍可立而待也。橫大者固多端。豈獨廣

之能殺人哉。今觀方書之說。皆謂南方天氣溫暑地
氣鬱蒸。陰多閉固。陽多發泄。草木水泉。皆稟惡氣。人
生其間。元氣不固。感而爲病。是爲之瘴。輕者寒熱往
來。正類痎瘧。謂之冷瘴。重者蘊熱沈沈。晝夜如臥炭
火中。謂之熱瘴。其尤重者。一病則失音。莫知其所以
然。謂之瘂瘴。冷瘴必不死。熱瘴久而死。瘂瘴無不死
者。此方書之說也。然以愚意觀之。所謂瘂瘴者。非傷
寒失音之證乎。又豈非中風失語之證乎。治得其道
間亦可生。安得謂之無不死者耶。若夫熱瘴乃是盛

夏初秋茅生夾道人行其間熱氣蒸鬱無林木以蔽日無水泉以解渴伏暑至重因而感疾或有飲酒而不節者或有食煎煿而積熱者偶成此證其熱晝夜不止稍遲一二日不治則血凝而不可救矣南方謂之中箭亦謂之中草子然挑草子法乃以鍼刺頭額及上下唇仍以楮葉擦舌皆令出血徐以草藥解其內熱應手而愈安得謂之久而死耶至於冷瘴或寒多而熱少或寒少而熱多亦有疊日間日之異及其愈也瘡發於唇驗其證即是外方之瘧本非重病每

因誤而致禍。亦不可以必不死而忽之。但診其脉息極微。見其元氣果虛。與附子川烏等藥而愈。或誤投以寒藥。所謂承氣入胃。陰盛乃亡。若診其脉息洪盛。審其證候實熱。宜服和解等藥而徐治之。或誤投以熱藥。所謂桂枝下咽。陽盛則斃。但診脉而用藥。萬不失一。然觀其形氣之怯壯。察其本脉之虛實。參以病脉之盛衰。分其證候之陰陽。極工巧以審之。其庶幾乎。嘗觀嶺南衛生方。乃李待制張給事所集。其間固多良法。非後學所可擬議。然其論不及脉息。則病家難於用藥。今以脉而論證。以證而議藥。姑述鄙見於紙尾。庶不爲醫者所誤。到於無醫之處。亦可類推而服藥也。蓋冷瘴專與痎瘧相類。秋來則多患此。天涼及寒時少有之。却與傷寒不同。不傳染不傳經。無變證。所以易醫。外方之瘧用藥錯者。尚可救。廣中之瘧用藥錯則爲重害。病後將攝則比之外方尤難。面黃須久而後復常。只是異耳。若其受病之因。方書謂感天地水泉草木之毒。是固有之。亦不可泥於此說。蓋身居覆載之間。日食動植之物。則凡往來嶺南之人。無

不病且危殆。何也。若所謂。南人生長其間。與水土之

氣相諳。外人之入南者必一病。但有輕重之異。若久

而與之俱化則可免矣。其說卻甚有理。但備之以將

理之法。解之以平易之藥。決可保其無他。縱病亦易

愈矣。且此病之作也。土人重而外人輕。蓋土人淫而

下元虛。又浴於谿而多感冒。且恣食生冷酒物。全不

知節。外人之至此者。飲食有節。皆不病。若因酒食之

賤而狼餐。必不免於病矣。其壯實者或不病。病亦易

調理。怯弱者易感疾。疾則難支。王棐始至蒼梧。纔踰

柳城。後攝宜陽。今守南容。未嘗日日有霧間一二日
亦有之。江東西已如此。每處吏卒數百人。病者只十
分之一。不過數日參服。其不起者二三人。亦不可全
咎於風土。皆不攝不節。有以自致之。間自入廣來。但
用修養之法。晨興盥漱後。先服平胃散。間或投以不
換金正氣散。洗面後。啖少粥。巳時早食。申時晚食。夜
間服消食等藥。時一聚會。少飲。不妨。不宜大醉及頻
數耳。但天氣不常。一日之間。寒暖數變。却須脫著以
時。稍稍失節。亦無深害。所甚急者。宜加意焉。省食生

冷則脾胃自壯省餐油膩則胸膈自快無大忿怒以傷天和重節色欲以固真氣如此將攝決可保其無恙也細思仕於廣者以俸多而皆見錢商於此者以貨出而有厚息寓於此者以物廉無重費況吾人利祿之念既輕食少則不患於物貴久在南中知非上策止俟滿考亟理歸裝蓋惴惴然每致謹於飲食孰若江浙之自在于湖帥廣右後常有詞寄人云須君早出瘴煙來江南山色青無數故直述所聞見以資聰明之萬一云　新安王棐書于南客

景岳全書嶺下有之後二字

衛生補遺回頭瘴說

舊傳出嶺有回頭瘴者大概與在廣而發瘴及方入廣而不伏水土者不異蓋南方陽氣常泄陰氣常盛二氣相搏四時悉有寒熱之氣寒則凜冽暴風熱則炎燥鬱蒸鬱蒸暴風之候多由得雨而解此天地之寒熱也人之一氣與天地通居其間者宜其得寒熱之疾寒則慘慽戰慄熱則怫鬱煩躁戰慄後多由得汗而解此廣瘴之寒熱也今所謂回頭瘴及方入廣而不伏水土者亦不過陰陽相搏作此寒熱而又甚焉

景岳全書田頭下有瘴字

蓋此中天氣。夏多陰雨。晝雖熙然。夜則冷甚。居其間者。或至重裘。冬則風多轉南。令人氣昏。竟無霜雪。煥可知。居其間者或至搖扇。秋乃熱。春乃寒。所以與外方天氣大不侔也。今田頭者。乃先染廣中之氣。復感外方之氣。冷熱相忤。寒暄不調。遂作陰陽相搏之疾。天地之氣候深淺亦自不同。有自深廣而來桂林者。有自桂林而入深廣者。亦多受瘴疾。正由冷熱不調而得之。以秋言之。深廣天氣固常鬱熱。纔至桂林便覺淒涼。往來其間者。所以難調攝也。須度時之寒

温量元氣之厚薄審燥濕之宜資藥石之助乃若田
頭瘴并不伏水土者服藥當以四時天氣斟酌之且
如出嶺於孟冬者時則廣尚多暄而少寒或轉北風
間有暴冷愚謂届途之際宜服和解散神朮散之類
和脾胃逐風邪及至乎外方則天寒地凍露結水凝
愚謂將及境之際可早服正氣散養胃湯之類絶舊
瘴禦新寒然此四藥特筌蹄耳其實在保躬調攝酌
序消洋爲先切不可以得出烟嵐自生欣快向之朝
夕兢業惴惴然者一旦跌宕放恣此病之所由熾也

景岳全書證字作氣乎二字故下有曰瘴氣惟涤勞役傷飢之人者此也十四字

今北人寓居廣之地者。來往廣之途者。均有陰陽相搏之患。居者十病二三。途者十病八九。蓋居者安靜。而途者勞傷。此正活人三昧論瘴瘧云。若飲食有節。起居有常。邪不能爲害者是也。然道路崎嶇。人烟踈闊。水漿不潔。酒炙多腥。飲食起居。率不免乖度。況復有陰陽相搏之證。故所謂回頭瘴者。不可謂之無也。敢以一得之愚。質之同志。或可以管見而參訂之。是亦衛生之一助云。寶祐乙卯。瀋寮繼洪書于柳邉僊奕巖。

指要方續論

近世瘴瘧指要方。互詳李待制不合專主生薑附子湯。多見其不知量也。蓋指要方。但學傷寒科者爲之。故其言病因數條。可論外方瘧子。而以廣瘴則未必皆然。廣瘴者李云陽氣常泄陰氣常盛。二者相搏而爲患。斯得之矣。二氣相搏則寒暄不常。寒暄不常。卽寒熱之證也。人在氣中。如魚在水。氣候乖戾。病何逃焉。衛生方云。凡瘴病一二月。其證不出於憎寒壯熱。身倦頭痛。嘔逆煩躁。胸膈不利。今驗之何常不然。非身

履目撃能知其詳盡如此耶又曰病者上膈鬱悶胸
膈煩躁便自以爲有熱殊不知炎方受病者陽氣不
降而然陽氣不降故腰膝重疼腿足寒厥此時雖身
熱而陰證已見在下也或者用發汗轉利藥則不旋
踵受斃十無一生明此則指要所引青龍麻黄柴胡
承氣湯豈不但是治傷寒法耶若用之治瘴瘧豈不
誤人愚以所試而會諸方書所言治瘴之法只當温
中鎮下正氣和解其間熱多者最爲難治能使邪熱
漸退正氣就安不甚費丹砂附子是爲得法也或熱

退少遲或分爲間日寒熱。猶是可耐可理之事。又何傷乎。若躁於求効。亟服麻黄柴胡或利下之劑。則未必虛熱便退。且先損正氣。使邪氣乘虛而內襲。直達精源髓海。激成變證百出。遂致荏苒難安。理之必然也。用藥固無一定之法。要之多宜正氣散和解散。夏月則六和湯。有熱重而脉實胃壯者。可於和解散中少加紫蘇地骨皮之類。若身熱而不寒。頭痛或眼睛疼。大便自堅硬。其脉舉按皆弦緊而不虛。方可服參蘇飲芎蘇散。及素宜涼劑之人。有熱。亦可服之。稍和

即止。不可過多。其證陽浮陰閉。而上熱下寒。須要生
薑附子湯附子湯冷湯沈附湯冷香湯自製養正丹
來復丹。且攻且守者也。若夫指要所論。診視可謂詳
矣。第亦多是傷寒脉狀惟後一條云浮而弱。按之不
足。舉之有餘。切不可發汗。乃近之矣。知之則指要之
說。方可行也。第炎方氣候固有淺深。風土有遠近。至
於天地陰陽歲運之不同。如醫書載東坡居黃州連
歲大疫。服聖散子者皆愈。遂作序以傳其方。後永嘉
時疫亦然。服者不效。又京師大學生信而用之誤人

益甚。此豈非運氣之不同耶。人之稟賦。猶有厚薄。或素宜涼劑。或專服補藥。古賢云。人心不同。如其面焉。心既不同。臟腑亦異。臟腑既異。以一藥治衆人之疾者。其可得乎。如此甄別。則可否全在醫者。而不在藥方也。雖然近世俗治數法。亦不可不諭。或者刺上下唇及兩足腕。謂之挑草子。頗有功效。亦見之指迷方。非杜撰法也。猶可用之。又一法。不問證候陰陽。便當其熱發之時。就肘腕及指末等處灼艾。此既方論不載。又非治瘴瘧之穴。非徒無益。蓋身熱方甚。又爲非

泛之火所逼通身汗出當時暫覺清爽少焉邪氣乘
虛而襲表汗孔復閉其熱愈甚或汗出不止外熱內
寒醫者不知當如活人書以解表表既重虛又謂可
用仲景法下眞武湯服藥不倫鮮不敗事更有病方
作時便飲大蒜酒數升謂可避瘴殊不知惟感冷氣
滯及夏月閉汗或可飲之若正受熱瘴加以酒發百
脉熱蒜發虛陽是乃以火益火耳又或飲草藥以吐
痰服葱豉湯以覆汗皆先擾亂血氣不得安和識者
自能察之景定□澹寮繼洪書于熙平郡齋

汪南容治冷熱瘴瘧脉證方論

冷瘴脉證

凡覺惡寒身熱頭痛。證候未分之時。試診其脉緊盛。遍身無汗。不畏風。不能食。百節疼痛。發熱不止。此是傷寒。其病重。有陰陽表裏之證。有汗下湧泄之方。自有張仲景專科調理法。此證不是冷瘴。若診其脉浮緩。身體不痛。而覺拘倦。發熱不止。而能飲食自汗或無汗。不惡寒。却畏風。此是傷風。其病輕。有汗者。以藥歛其汗。則熱退。無汗者。以藥微汗之。則病愈。此證亦不可爲冷瘴。若診其脉帶數。一呼一吸之間五六至。兩手第二指關脉弦。按之如弓弦之狀。原是冷瘴無疑。然亦未可服藥。且看惡寒退後發熱。發熱退後自汗。頭痛或不痛。嘔吐或不嘔。但其熱有退時。次日或間日再發。外方謂之痎瘧。其名不一。各有所因。不暇盡述。南方謂之冷瘴。治法詳于後。

冷瘴初用藥法

不問先寒後熱。先熱後寒。多熱少寒。少熱多寒。或因夏月傷於暑。汗出不透。或秋傷於風。則成此病。或飲食生冷過多先傷脾胃澡浴感冒多作此證或有痰涎停於胸膈所謂無痰不成瘧第一發後宜先下感應丸以去積滞又下陳皮半夏湯以去痰涎壯實人各三服虛弱人各二服只初發第一夜要服之

感應丸

新揀丁香一兩半　南木香去蘆頭二兩半　川乾薑一兩炮製

肉豆蔻去粗皮二十箇　巴豆七十箇去皮心膜研細出油

百草霜用村庄家鍋底上刮者細研二兩

盡油如粉

揀杏仁肥者去雙仁百四十箇去尖湯浸一宿去皮別研極爛如膏

右七味。除巴豆粉百草霜杏仁三味外。擣爲細末。同拌研細。用好蠟匱和。先將蠟六兩溶化作汁。以重綿濾去滓。更以好酒一升於銀石器內煮蠟鎔滚數沸。傾出候酒冷。其蠟自浮於上。取蠟秤用。春夏修合用清油一兩於銚內熬令沫散香熟。次下酒煮蠟四兩。同化作汁。就鍋內乘熱拌和前項藥末。秋冬修合用清油一兩半同煎煮熟作汁。和匱藥末成劑。分作小鋌子。每用見成鋌子半兩。入巴豆二十枚。去殼不去油。爛研成膏。一處研令極勻。丸如菉豆大。每服十丸。

薑湯嚥下。或用陳皮半夏湯送下亦可。空心時服。

陳皮半夏湯

陳皮去白　半夏湯泡各七兩

右爲麄散。每服三錢。生薑十片。水二盞。煎至一盞。去滓温服。不計時候。

冷瘴次用藥法

初發瘴後。次日專服和解散。一日五六服。南方人常自汗。不可汗。不可吐。不可瀉。多是脾胃感冷成病。此藥能和脾胃。又逐風邪。神妙不可具述。感病輕者更不再發。其病深者。亦自輕減。但能信向。至誠煎服。無有不効者。

和解散

蒼术 米泔浸一宿去麄皮半斤　　藁本 去蘆

桔梗 去蘆　　甘草 各四兩　　厚朴 去麄皮薑汁炙

陳皮 洗不去白各二兩

右㕮修治畢焙乾。淨秤爲麄散。每服三錢重。水一盞半。生薑三片。棗子二枚。同煎至七分。去滓熱服。一日夜五六服。不拘時候。若用此藥不發。更服此藥一日。

却服別藥。發稍輕。亦是有效。後再發之次日。更服一日。亦五六服。若第三次不發。更服此藥一日。却服別藥。如第三次再發。却服後藥。此藥不止治冷瘴神效。便是傷寒傷風瘴瘧證候未分之時。並服此藥一兩日皆有効驗。如服不効。却自依各證用藥。若無醫藥之處。病初發至末後。皆服不妨。

冷瘴灸法

瘴病既久。氣血虛。服藥必不作効。宜灸膏肓并大椎骨下及足三里。更須審訂。果是久病及是虛弱。然後灼灸。若病初發。與未甚虛弱之人。未可便灸。若是熱瘴。尤不可灸也。

熱瘴治法

熱瘴病源。前已備言。未可服藥。只用挑草子之法。廣中是處。有人能之。凡有瘴發一二日。捲其上下唇之裏。以鍼刺其正中。用手捻去紫血。又以楮葉擦舌出血。又令病人並足而立。於兩足後腕横縫中青脉刺之。血出如注。乃以青蒿水與服。應手而愈。若冷瘴與雜病。決不可刺。熱瘴之所以刺而速愈者。卽太陽傷寒證。邪氣在表。當汗之法也。刺出其血。卽是得汗。而其効乃速。於得汗。益人之上下唇。足陽明胃脉之所經。足後腕。足太陽膀胱脉所經。太陽受病三日。而陽明受病。而南人之鍼。可謂暗合。若患熱瘴而不卽刺。及其三陽傳變。邪氣入裏。雖刺而血已凝住。非惟無益。或至重傷。又南人鍼法。別有不可曉者。發瘴過經已入裏而將死者。刺病人陰莖而愈。竊意其內通五藏。刺之或可去其內府之熱耳。然少壯者尚可用此法。苟施於怯弱者。豈不危哉。按黃帝內經。九鍼從南方來。刺熱論曰。病雖未發見赤色者刺。名曰治未病。然則南方挑草子之法不可廢也。但南人未知辨赤色之道。士大夫不幸而染熱瘴。亦只得求南人之鐵法以刺之。

瘴病中將息法

凡纔發瘴時。便須忌口。非惟生冷油膩不可食。尤忌酒肉魚麪之類。飯亦可。住只可食粥。仍戒葷腥。不得已喫白糝蘿蔔及醎豉。但當發時不可食。候發過稍久却食。不發日從便喫白粥。切不可大飽。不忌口則病難愈。所食之物皆助邪氣。致服藥無効。若食素粥數日。依前法服藥即効。所謂服藥十日。不如一日忌口。切須信之。仍每日漱口而已。不可洗面及手足。亦不可梳頭。但安心坐臥數日無勞動。如此將息。無不即瘥。

瘴病後將息法

凡瘴病纔住。可記初發幾日。依前日數。十分畏謹。大率瘴不發後。三日方可洗手。七日後可洗面。半月後可略梳頭。一兩月後戒房室事。能戒百日尤好。瘴不發後。仍喫素粥三日。經五日後。方以猪脾熟煮羹。喫乾飯。十日後。略喫些酒。喫少肉羮。但不可食諸般骨汁。若犯之。卽再發。所謂羊肉雞諸般骨汁。並須忌一月或兩月爲佳。萬一不能將息。或致再發。又須依前法服藥。及依前法將息可也。

繼洪治瘴用藥七說 景定甲子書于五羊

夫人身本是四大假合。四大乃地水火風〔地卽土。風卽木。〕陰陽和會。上焦屬火而爲陽。下焦屬水而爲陰。遇有上熱下寒之疾。不能升降旣濟之。而反用藥。實實虛虛。則水火解散。而人身壞矣。繼洪嘗見柳敎彭亮。一日染瘴。身熱而心煩。自以爲實熱。乘渴以冷水吞黃芩黃連丸。又取冷水以淸胸膈。至日晡。小便漸多。更服黃芩湯。是夜連進十數服。小便愈數。次早熱纔退而逝去矣。蓋下元爲人身之根本。根本旣虛。於身乎何有。且如小柴胡湯。今人但謂可用解熱。曾知其所以用乎。古人惟用之。以治足少陽膽經傷寒。膽無出入之道。非柴胡半夏能和能解。則不可。佐以黃芩。欲其峻快以宣泄之。復用人參。則又不得不存攻守之意也。倘或不當用而用之。鮮有不謟教彭之轍者。

瘴病多嘔。蓋本由飲食傷脾而得之。亦炎方之疾。氣多上逆。故爲嘔爲痞爲頭痛爲大便不通。所以治嘔治痞治頭痛之法。皆當斟酌以温利大便也。大約言之。

治嘔當以養胃湯來復丹治中湯二陳湯選而用之。嘔而寒熱藿香正氣散。嘔而膨脹二陳湯下感應丸。嘔而頭痛來復丹兼如聖餅子。若只胸膈不快。下虛中滿。嘉禾散主之。李待制云。雖有蘊熱亦可冷服。是取其有升降之功。與瘴疾相宜也。雖無疾而氣不快。

心腹脹身體倦。遇風寒則一身凜然。是爲欲作瘴之兆。亦宜服嘉禾散正氣散紅丸子之類。使氣順食消。則外邪無自而入。若夫大便不通。切不宜峻用利藥。或只須嘉禾散入少蜜煎。或宜三和散感應丸。甚者蜜導法。氣實者可用麻仁丸。小便多而大便秘者。謂之脾約。宜服脾約丸。但病久氣虛宜服宣利之劑則不免困弱。須是精細飲食。加意將養。毋令之秘可也。

指迷方云。冷瘴必不死。熱瘴久而死。瘂瘴無不死。此雖大略之言。然亦可以即此而知受病淺深也。瘂瘴即熱瘴之甚者。蓋常人肺氣入心則爲音聲。今瘴毒兜在胸臆。使脾氣不通。涎迷心竅。故不能言也。此當辣氣豁痰。清心解熱。大便祕而脉按之實者。可以薄荷檳榔枳殼沈香青皮茯神之類。斟酌爲之。通利胸膈緊者。宜用青州白丸子。薑汁爛研。嚥下。若手足搐搦及成痰厥。宜服星香散。氣虛者。宜附香飲及養正丹。又有非心肺壅閉。而惟舌根強木者。乃瘴毒中於心脾經所致。心之別脉係舌本。脾之脉連舌本散舌下。邪氣入經絡。故舌不轉而不能言。此宜投正舌散及全蝎麝香南星茯苓之類。大槩治痰壓熱也。古人治瘂瘴不立方。意在臨時將息之。固不可拘執。

醫書云。人間之火得木則炎。得水則伏。其疾之小者似之。神龍之火得木則燔。得水則炎。疾之大者似之。乃謂疾之大者。非温涼補瀉常法可以制治。故處方則有熱因寒用。寒因熱用。今人染瘴重者或瘂而不能言。或熱而精神昏亂。生死一間。不謂之大病可乎。所以冷香湯沈附湯附子湯冷湯等。雖主於温劑。復以涼藥爲佐使。更令冷服。乃熱因寒用也。深有理焉。用者宜審之。

朱肱論傷寒云。重陽必陰。重陰必陽。寒暑之變。物極則反。今瘴疾或始寒戰而終大熱。或連日極熱而後作寒。正謂此也。但傷寒以不飲水爲內寒。瘴疾內寒者也。亦飲水。甚則欲坐水中取水以清其心胸。蓋炎方受病。氣專炎上。心肺焦熱。華蓋乾涸。所以多渴。若其脉浮而虛。按之無力。又或病當潮時脉浮洪。病不潮時脉微弱。其證則心煩躁。額上極熱。面色多赤。頭或痛或不痛。小便或多或赤。大便滑泄。腰腿沈重。兩足

不熱甚者寒厥或疼誤服涼藥則渴轉甚躁轉急此
乃陰證以陽治之當服丹砂附子及灸丹田氣海足
三里等穴暖其下元便陰陽交泰而病自和解也
方書謂麻黃生中原有麻黃之地冬雪不積麻黃能泄
内陽故也今深廣無霜雪皆如麻黃之地陽氣常泄
即此可知人居其間不勞麻黃而自汗有病則不宜
輕用麻黃此理甚明前輩詩云四時常是夏一雨便
成秋讀此一聯不惟可見嶠南天氣亦可觸類以知
乎人之病也病者多熱纔一經汗便翻然爲冷是豈

宜輕汗耶。如五積散破關散金沸草散九寶飲小續命湯。雖用麻黃各有主對。猶可服之。亦不宜過。若正麻黃湯青龍湯。則嶠南不當遽用也。今人例用麻黃爲發散之藥。殊不知其力秪能驅我之內陽。以劫外寒也。故古今方書用治肺經咳嗽。以肺之性惡寒。肺爲嬌臟。易於感寒。乃宜用之。張仲景治足太陽經傷寒用麻黃。以太陽屬膀胱。非汗不解。及用治足少陰經傷寒。蓋少陰屬腎。治法當自膀胱經去。皆所當用也。除此二臟腑之病。方書已自少用。況今深廣不寒之地。瘴氣交重。瘴病豈因感寒邪。不因感寒。不必用麻黄。又何不可。南史記。范雲初爲陳武帝屬官。武帝寵之。將有九錫之命。在旦夕矣。雲忽感傷寒之疾。恐不得預慶事。召徐文伯診視。以實懇之曰。可便得愈乎。文伯曰。便愈甚易。只恐二年後不復起耳。雲曰。朝聞道夕死猶可。況二年乎。文伯以火燒地。布桃葉設席。置雲於上。頃刻汗解。撲以温粉。翌日愈。雲甚喜。文伯曰。不足喜也。後二年果卒。夫取汗先期。尚促壽限。況不當用而用者乎。愚又嘗親見。有染瘴者。上熱下寒。腰足寒痛。自謂五積散證也。便倍加麻黃。多服覆汗。竟成重虛。雖服眞武湯。亦莫能救。併斃于此。使用藥者詳審云。

攝生方謂。南方男子多瘠。而婦人多肥。男子多弱。婦人多力。此亦陽泄陰盛之驗也。故本土婦人不甚染瘴。若北人入嶺。又當論其氣血何如。染瘴之治法。大略與男子同。更當兼以豁痰調氣。尋常小小不快。秖用四七湯二陳湯小烏沈湯枳殼散之類。或煎四物湯木香調氣散。或四物湯與參蘇飲合煎。（即茯苓補心湯）臨病差排別換湯便自應有効。又婦人來南方間受頭風脚氣之疾。此所當先與疎氣也。醫書謂婦人性情執著。乃多喜怒。且悶悶於閨閤中。莫由散釋。醫者用藥多本此焉。然治瘴瘧。當不出此集中數方也。况胎前產後不幸而染瘴。固當祇用平和之劑以和解之。本事方抑陽助陰之說。堪爲病後調補也。

校刻嶺南衛生方上卷

校刻嶺南衛生方中卷

宋　大梁　李璆　原輯

延平　張致遠

元　汝州　釋繼洪　纂修

嶺表十說

嶺表之俗。多食檳榔。多者日至十數。夫瘴癘之作。率因飲食過度。氣痞痰結。而檳榔最能下氣。消食去痰。故人狃於近利。而闇於遠患也。此頗類北人之食酥酪。塞北地寒。食酥酪。膚理縝密。一旦病疫。當汗則塞。塞

景岳全書無本字

景岳全書作殊不知少則益多則滋瘴之源也

而汗不得出。嶠南地熱。食檳榔。故臟氣疎洩。一旦病
瘴。當下則虛羸而本不能堪。所以土人多體瘠色黃。
豈盡氣候所致。蓋亦檳榔爲患。殆弗思耳。
本草載三人冒霧晨行。飲酒者獨不病。故北人度嶺。必
相勉以飲酒。且遷客羈士往往醺酣以自適。而嶺外
弛榷酤之禁。異時酒價尤廉。販夫役卒亦得肆意杯
酌。咸謂可以辟瘴。殊不知乃瘴病之源也。何以言之。
南土暑濕。嗜酒則多中暑毒。兼瘴瘧之作。率因上膈
痰飲。而酒尤能聚痰飲。嶺外諺曰。莫飲卯時酒。莫食

申後飯。此誠攝生之要也。然忌夕食者人所易曉戒
卯時酒。則多以爲疑。蓋嶠南氣候不常。雖盛夏陰雨
必寒。雖窮冬日出則燠。一日之間寒燠或屢變。要之
晝多燠夜多寒。飲酒過度固非所宜。而卯酒尤甚。方
其朝寒而飲。遇暴熱則必爲病也。
嶺南毎以暑毒爲患者。蓋一歲之間暑月過半。使人難
避而易犯。起居飲食。稍失節度。則爲暑毒所中。其冒
暑在道途間。故土人暑月則相戒勿出。且遐荒之境。
道路崎嶇。傳舍飲食皆不能如欲。自北初至則云。不

景岳全書寒暑上有嶺南二字

習水土而病既還則又謂之田頭瘴大率得之道途間冒暑氣與夫飲食居處失度也

寒暑之候不常尤難於調攝凡居人與在路者冬夏之服皆不可缺隨其氣候速宜增減稍緩則能致病又嶺外海風異常稍中人則爲病坐卧易衣當愼之也

嶺外雖以多暑爲患而四時亦有傷寒温疫之疾其類不一土人不問何病悉謂之瘴治療多誤夭閼者何可勝數又間有一歲盛寒近類中州而土俗素無蠶績冬不挾纊居室疎漏未嘗塞向墐户忽遭歲寒則

次年瘟疫必興。醫者之治瘟疫、當以本法治之。而隨其風土氣候、與夫人之強羸。少出入焉可也。長吏父老。當化其民俗、使有禦寒之具。庶不陷於疾疢。

瘴癘之作。多因伏暑傷冷所致。縱非飲食冷物。卽寒邪感於外。飲食傷於內也。大抵伏暑淺而寒多者易治。伏暑深而熱多者難治。近時北醫至此。用大柴胡湯治熱瘴。須是本氣壯實者乃能堪之。如土人久服檳榔。臟氣旣虛。往往不能服寒藥。然土人纔見發黃便爲不治之疾。良可哀也。

北人之來嶺南。婢僕多病瘴。蓋勞役之人。飲食乖度。晝多冒暑。夜多寢地。又凡事不能忌慎。故先受其弊。旣與之同休戚。宜加意戒之。

俚俗有病。必召巫覡。而祭鬼神。士大夫咸笑其信巫不信醫。僕嘗思之。此殆可憫惻。而不可以爲笑也。夫民雖至愚。而孰不能趨利避害。況性命所係。曉然易見。若醫者能愈人疾。彼何苦不用。蓋嶺外良醫甚鮮。凡號爲醫術者。率皆淺陋。又郡縣荒僻。尤乏藥材。會府大邦。間有醫藥。且非高價不售。豈閭閻所能辨。況於

景岳全書不減上有即致二字

山谷海嶼之民。何從得之。彼旣親戚有疾。無所控告。則不免投誠於鬼。因此而習以成風者也。近歲北醫漸至。長吏父老倘能使之轉相傳習。不亦善哉。

瘴類不一。而土人以瘂瘴最爲危急。其狀初得之即失音。不過一二日不救。醫者多言極熱所致。或云蘊熱而感寒所激。近見北醫有用煎生附子一味愈此疾者。得非以熱治熱而發散寒邪乎。僕觀古方飲溪澗水中毒。令人失音。則知凡失音者。未必皆瘴也。溪澗水毒灼然有之。道路多無井飲而瀕江之民與夫舟行者皆汲江水其間豈無邂逅遇毒者此行路之人所以多疾病也若經烹煎則非生水此厮役輩大率飲冷故尤蹈其患。

傳云嶺外多毒草疏食之而人食其肉者亦能中毒所以北人度嶺多戒食疏然則嶺外能致疾者非一端昧者遂皆以為瘴不可不辨。以上吳興章傑

治瘴續說

繼洪南遊既久愈知瘴疾不易用藥故再直述之於兹焉若其證身熱而復寒謂之冷瘴不換金正氣散主

之若身熱胸痞或嘔或噎大便不利者嘉禾散若病
輕而覺有積聚兼進些少感應丸無積者不可用若
病稍重便不可妄爲轉利當温中固下若冬末春初
因寒而作大熱者愚魯湯柴胡可瀫夏月因暑氣者
六和湯若身極熱而頭極疼脉數者謂之熱瘴宜用
挑草子法亦不可不服藥第此證病深最難治蓋凉
藥多不可用熱藥須得法以用之如附子湯冷服者
是也非極工巧以處之則不可若身熱而汗不多頭
痛未解且與和解散若腰以上極熱腰以下稍凉胸

膈煩渴。腰腿重疼。或大便滑。其脈多數。按之不實。此陽浮陰閉也。李待制生薑附子湯最妙。凡初病則生薑附子湯能發散耳。若病經日久。汗愈多。虛煩潮上。則惟恐其不斂不降。宜用熟附乾薑沈香。用乾薑須冷服。若大便利。則不宜用沈香。煩甚少加竹茹。渴甚多加人參北五味。欬逆加丁香淡竹葉。（此草惟廣州白雲後洞及惠州羅浮有之。）若煩躁而有異象眩惑。夜不安寢。可畧與溫膽湯。大便利者。不可服。若煩渴大作。宜蜜砂冊參砂冊破證奪命散。既濟湯。或冷湯。倍加人參附子。若煩熱而大便自利小便赤多不可以赤爲熱膝脛以下稍涼乃病邪激其氣血倶虚表熱無以養中故外熱而内虚也可急服薑附湯養氣丹及灸氣海并足三里穴若至於四肢厥冷或兩足冷甚頭額虚汗或時欬逆脉數而促其證尤危惟有黄牙丹伏火朱砂丹三建湯能斂心液能壯眞陽可以更生也又有瘂瘴即熱瘴之甚者醫書謂血得寒則凝泣得熱則淖溢故熱瘴面赤心熱舌破鼻衄皆瘴熱沸其血湧上所致故宜用挑草子法甚則血上塞其心竅故昏不

能言或但噫噫作聲。即痧瘴也。治之當散其血。迹有明醫。用麥門冬湯下黑神散。立見神効。南遊之士。不可不知。亦不可不備此藥也。愚前所謂凝迷心竅。及舌強者亦有之矣。却非正痧瘴。乃挾風證耳。故所取之方。當審而後用也。咸淳丁卯繼洪書。

真方不換金正氣散　治四時傷寒。五種膈氣。和脾胃。止吐瀉。温中下痰飲。止腹痛脹滿。吞酸噫痞。噎塞乾嘔惡心。内受寒濕。外感風邪。身體沉重。肢節酸疼。頭昏鼻塞。未分陰陽之間。尤宜服之。則氣自正而病自退及能止汗解山嵐瘴氣八般癰疾遍身浮腫五勞七傷或風氣所灌手足腫痛全不思飲食姙婦産前後皆可服餌又治霍亂吐瀉心腹疼痛脾氣虛弱臟腑時鳴小兒脾胃不和時氣諸疾又治四方不伏水土凡過嶺南此藥不可闕

厚朴去麤皮剉如韮頭大長一寸以生薑自然汁淹一宿　半夏湯洗七次以生薑四兩取汁浸旬日曝候汁乾爲度　橘紅去白　草菓子去皮生用

藿香葉取葉水洗　蒼朮去皮米泔浸一宿切作片子　甘草剉各三兩

右七味先用砂鍋炒厚朴令香次入蒼朮炒令紫色

又入半夏炒香熟又入甘草炒黄又入橘紅炒破方
始將藿香葉二兩斡閉衆藥安藿香葉在中心用藥
遍蓋罨定少時約藿香葉乾方可取出却入草菓子
同爲麄散每服二大錢水一大盞生薑五片棗子一
枚煎至七分去滓空心服煎時不得犯銅鐵器

藿香正氣散　治傷寒陰證憎寒惡風正氣遂冷胸膈
噎塞脇肋膨脹心下堅痞吐利嘔逆怠惰嗜卧不思
飲食

厚朴去麄皮薑汁炒　半夏湯洗薑汁製　藿香葉

按局方凡例云凡方中云一分者即二錢半也

陳皮去白各一兩　甘草炙七錢

右剉散每服四錢水盞半生薑七片棗子一枚煎至七分去滓食前温服霍亂吐瀉加白术三兩

養胃湯　治外感風寒內傷生冷憎寒壯熱頭目昏疼肢體拘急及能辟山嵐瘴氣四時瘟疫脾寒痎瘧因飲食者又可佐以紅丸子

厚朴薑炒　蒼术米泔浸　半夏湯洗薑汁製各一兩

茯苓去皮　人參去蘆　草菓去皮

藿香去梗各半兩　橘紅去白三分　甘草炙一分

右㕮咀。每服四錢水一盞半薑七片。烏梅一箇煎至六分。去滓熱服。○或發冷瘴或感寒疫者並加附子足爲十味。

紅丸子　治食瘧食瘧乃痰嘔惡心。腹滿寒熱右手寸關脉弦實或沉滑。要之瘴瘧多因食積氣痞痰結。此藥消食下氣化痰寬膈者正宜服之。但礬紅阿魏難得好者。又阿魏雖爲下積消脹之妙藥却不宜常服。及不宜於娠婦虛人老人所以易簡方去礬紅阿魏最宜常服用以治瘧黄丹爲衣最妙若食積癥癖痞脹。得眞阿魏却甚良。然亦在修合之臻志。用好米醋煮陳米粉爲丸。自洗米至作糊。不著水純使醋爲妙。

蓬莪术煨　荆三稜水浸軟切片　橘皮揀淨

青皮去白各五兩　胡椒去屑　乾薑炮各三兩

阿魏　礬紅各一兩

右爲細末。醋糊爲丸梧子大。礬紅爲衣。治癨疾。每服六十九。不拘時候。生薑橘皮湯下。大病後飲食難化。及中脘停酸。用薑湯下。心腹脹滿。紫蘇湯下。酒疸食疸。遍身皆黃。大麥煎湯下。酒食積。面黃腹脹。或時乾嘔。煨薑湯下。脾氣刺痛。菖蒲湯下。兩脇引乳作痛。沈香湯下。

嘉禾散　治中滿下虛。五噎五膈。脾胃不和。胸膈痞悶。脇肋脹滿。心腹刺痛。不思飲食。或多痰逆。口苦吞酸。胸滿短氣。肢體怠惰。面色萎黃。如中焦虛痞。不任攻擊。臟氣虛寒。不受峻補。或因病氣衰。食不復常。稟受怯弱。不能多食。及瘴疾陰陽表裏未分之際。尤宜服之。

枇杷葉去毛。塗薑汁炙令香熟　薏苡仁微炒

縮砂去皮　人參去蘆　茯苓去皮各一兩

石斛細剉酒拌和微炒　大腹子微炒　沈香鎊

木香　藿香　杜仲去皮用薑汁與酒合和塗

炙。令香熟焦一　隨風子如無。揀緊小訶子實者。亦得。各三分

穀蘗微炒　白豆蔻去皮微炒　五味子微炒

桑白皮微炒　丁香　檳榔炒

青皮去白各半兩　半夏一分。用湯洗七遍。生薑一分切作片子。與半夏同搗爛。做

餅子炙黃。　神麯微炒一分　陳皮三分

白朮炒二兩　甘草微炒黃一兩半

右二十四味擣羅爲末。每服二錢。重水一盞。入生薑三片。肥棗二枚。同煎至七分。温服。不計時候。又療四時傷寒。能調治陰陽。使無變動。刻日得安。如療五噎。入乾柹一枚。同煎十服見効。如膈氣吐逆羸困。入薤白三寸。棗五枚。同煎。婦人亦可服。瘴疾發熱。放冷服。老人虛人大便祕者。加蜜少許。煎。冷服。

二陳湯　治瘴疾有痰者。

半夏湯洗七次　橘皮去白各五兩　茯苓去黑皮三兩

甘草炙一兩

右㕮咀。每服四錢。水一盞半。薑七片。烏梅一箇。煎至六分。去滓。熱服。不拘時候。

神朮湯　治傷寒頭疼身熱等證。

蒼朮（去皮米泔浸三日麩炒四兩）　藁本（去蘆）

川芎（各一兩）　甘草（炒半兩）

右㕮咀。每服三錢。水一盞半。生薑三片。同煎七分。去滓。熱服。不拘時候。神效不可具述。

生薑附子湯　治嶺南瘴癘。內弱發熱。或寒熱往來。痰逆嘔吐。頭痛身疼。或汗多煩躁。引飲。或自利。小便赤。

兼主卒中風。

黑附子一箇生去皮臍切片

右每一箇作四服。每一服水一盞。生薑十片。煎七分溫服。不拘時候。

乾薑附子湯　治瘴毒陰候。發熱或煩躁。手足冷鼻尖涼。身體疼重。舌上生胎。煩渴引飲。或自利嘔逆汗出惡風。

大附子一箇生去皮臍

右每一箇分四服。每一服加炮乾薑二錢。水煎溫服。

取滓再煎服之。

冷湯　治瘴毒内寒外熱。咽嗌間煩躁不解。

人參半兩　大棗五箇　甘草三寸

淡竹葉十四片　大附子去皮一錢

右剉散。清水煎放冷服。

沈附湯　治瘴疾上熱下寒。腿足寒厥。

沈香磨濃汁　附子或生用或炮熟臨時隨宜用之

右用附子半兩生薑七片。煮令八分熟。入磨沈香汁。令十分熟。放冷服。此藥既主上熱下寒。須眞箇沈水香方可。雖弄沈亦不濟事。況此香自有數種。既用服餌當以滋味別之。如咀嚼而味香甜者。乃性平。辛辣者性熱。用者當揀擇以對證。附子率用道地所產。及漏籃側子之類。此固難得道地者。然起死回生之藥。可以苟且耶。若是陰毒及冷瘴。但欲一時壯陽氣。可也。若虛熱而藉以降氣斂陽。倘非道地附子。寧不借燥非徒無益也。却非處方者之罪。

附子理中湯　治瘴毒內寒自利。煩渴。手足發冷。發熱煩躁。嘔逆悶亂。

附子炮去皮臍一兩　人參去蘆　乾薑炮

白朮炒　甘草炙各二兩

右㕮咀。每服四錢。水一盞半。煎至六分。食前熱服。

眞武湯　治傷寒瘴病數日以後。發熱腹疼。頭目昏沈。四肢疼痛。大便自利。小便或利或澁。或欬或嘔者。皆宜服之。

茯苓去皮　芍藥　熟附子各三分

白朮炒二分

右㕮咀。每服四錢。薑五片。水一盞半。煎至六分。去滓食前温服○小便利者去茯苓大便利者去芍藥加乾薑二分嘔者每服加生薑五片續易簡方云不下利而嘔者去附子加生薑然既去附子但存三味似于太平易更當臨時消息之治病之法本難遥度也活人書云太陽病發其汗汗出不解其人仍發熱心下悸頭眩身瞤動振振欲擗地者眞武湯主之意謂太陽經傷風醫者借用麻黄既熱不解復成重虛故宜术附芍藥之類又活人書云少陰病二三日不已至四五日腹痛小便不利四肢沈重疼痛自利或嘔

或欬。或小便利。或不利。此為水氣。真武湯主之。今併贅于此。以廣用藥者之見聞。亦不局於偏詞也。

天下受拜平胃散　治脾胃不和。膈氣噎塞。嘔吐酸水。氣刺氣悶。脇肋虛脹。腹痛腸鳴。胸膈痞滯。不美飲食。常服溫養脾元。平和胃氣。及辟嵐瘴冷濕。病後進食。悉有神效。

厚朴（去麤皮剉）　陳皮（湯洗不去白）　甘草（炙各三兩）

茅山蒼朮（去皮米泔浸一宿五兩）　生薑（和皮薄切四兩）

南京小棗（去核二百枚）

右六味。用水五升。慢火煮。乾擣作餅子。日乾。再焙碾爲細末。每二錢。入鹽少許。如泄瀉。每三錢。生薑五片。烏梅二箇。鹽少許。水一盞半。煎至八分服。○一方。蒼朮五兩半。厚朴橘皮各三兩半。甘草一兩。㕮咀爲散。加草菓烏梅各一箇。煎。治脾寒瘧疾。○一方加茯苓丁香各三兩。仍加生薑。煎。治胃寒嘔吐。○一方加縮砂香附子各三兩。亦加生薑。治氣不舒快。中脘痞塞。不進飲食。指迷方加減平胃散。以朴硝巴豆。製厚朴蒼朮。藥味大峻。恐非此地所宜。又淨脾散。苦味藥。皆

主破積消食亦宜減去三稜莪朮增入茯苓山藥之類爲妙陳氏方有云多服食藥正如礱磨快則快矣其如薄何用者審之

四時治要方云風瘧（即瘴瘧也）食瘧多生於東南益謂東南乃魚鹽之鄉及多暴風風瘧宜草菓飲注云此藥用川芎青皮白芷發散風邪故也又云良薑紫蘇青皮發散寒氣今瘴疾脉浮緊頭疼身痛惡風寒者乃感於凜冽暴風之候而得也正當服此草菓飲又云因食生冷肥膩中脘生痰嘔逆發熱遂成食瘧宜服二

陳湯陳無擇治食瘧用紅丸子亦妙

草菓飲　治瘴瘧頭疼身痛脉浮弦寒熱

草菓去皮　川芎　白芷

紫蘇葉　良薑　甘草炙

青皮去白炒各等分

右㕮散每服三錢水一盞煎七分去滓熱服當發日連進三服

四獸飲　治五藏氣虛喜怒不節勞逸兼并致陰陽相勝結聚涎飲與衛氣相搏發爲瘧疾兼治瘴瘧最有

神効。

半夏湯洗七次　茯苓去皮　人參去蘆

白朮炒　草菓去皮　橘紅去白

甘草减半

右同棗子烏梅生薑並等分㕮咀。以鹽少許淹食頃。厚皮紙裹。以水濕之。慢火炮。令香熟焙乾。每服半兩。水二盞。煎六分。去滓。未發前併進數服。

瘴疾。多上熱而下寒。此正張給事所謂陽浮而陰閉是也。愚嘗謂寓廣者平居無疾。亦須服降氣鎮墜藥。乃

養正丹黑錫丹然養正丹四藥皆有利性廣地陽氣
常泄稍失制度寧免誤人耶常服不若秘傳降氣湯
及蘓子降氣湯二藥均治上盛下虗然秘傳降氣湯
差寒胃弱氣虗者亦不宜多服得病而上熱下寒者
李待制生薑附子湯法最妙易簡方亦類在降氣湯
後更云若虗氣上壅當間以生附加生薑煎臨熟以
藥汁濃磨沈香再煎一兩沸此法更良病退而餘熱
在上者正宜用之
秘傳降氣湯　治男子婦人上熱下虗之疾凡飲食過

度致傷脾胃酒色無節耗損腎元脾腎不和陰陽關隔遂使氣不升降上熱則頭目昏眩痰實嘔逆胸膈不快咽喉乾燥飲食無味下弱則腰腳無力大便秘澀裏急後重臍腹冷痛治以涼則脾氣怯弱腸鳴下利治以溫則上焦壅熱口舌生瘡又腳氣上攻與浮腫虛煩宜先服此藥却以所主藥治之無不効者

桑白皮 炒二兩　五加皮 酒浸半日炒黃　骨碎補 燎去毛剉炒

桔梗 去蘆炒黃　地骨皮 炒黃　草菓 去皮膜淨洗炒黃

訶子 炮去核　半夏 為末生薑自然汁為餅再碎炒

枳殼湯浸去穰麩炒　柴胡去蘆　陳皮去白炒黃

甘草炒各一兩

右爲麤散和勻再就蒸一伏時曬乾每服二錢紫蘇三葉生薑三片水一盞同煎至七分食後通口服○痰嗽加半夏麴煎上膈熱加黃芩煎下部大段虛加少許炮附子煎如使附子多加生薑婦人血虛加當歸煎

蘇子降氣湯　治男子虛陽上攻氣不升降上盛下虛膈壅痰響咽喉不利咳嗽虛煩引飲頭昏腰痛脚弱

肢體倦怠。腹肚疞刺。冷熱氣瀉。大便風秘。澁滯不通。

前胡 去苗　厚朴 去皮薑汁製　甘草 炙

當歸 各二兩　肉桂 去麁皮　陳皮 去白各三兩

半夏 湯洗五兩

右七味㕮咀。弁蕪子 但蕪子極難得真的。細而香者方妙。五兩。炒 共成八味。每服四錢。水一盞半。薑五片。棗一箇。煎六分去滓。服不拘時候。

樂令黃耆湯　治嶺南瘴毒。發熱煩躁。引飲。大便不通。小便赤澁。或狂言內熱。神昏不省人事。

半夏湯洗七次七錢半　白芍藥炒　前胡去蘆

桂心去麄皮　黄耆蜜炙　白茯苓去皮

人參去蘆　細辛去葉洗　當歸去蘆

麥門冬去心　陳皮去白　甘草炙各一兩

右㕮咀。每服四錢。水一盞。薑四片。棗一箇。同煎至七分。去滓。微熱服。不拘時候。

李待制柴胡散　治寒熱

柴胡去蘆一兩　半夏湯洗一分　桂心去麄皮二錢

白芍藥一錢　甘草炙一錢半

右爲細末。加薑七片。棗一箇。水煎温服。寒熱欲退便

止此藥。

參蘇飲　治傷寒發熱。頭疼體痛。及瘴瘧壯熱。其脉弦

緊。按之不絶。熱而頭痛。

前胡去蘆　人參去蘆　紫蘇葉

茯苓去皮　半夏湯洗　乾葛各三分

枳殼去瓤煨　陳皮去白　桔梗去蘆

甘草各半兩

右㕮咀。每服四錢。水一盞半。生薑七片。棗子一箇。煎

至六分去滓不以時候服〇兼治痰氣上壅咽喉不利哮呷有聲氣急短急上盛下虛宜加木香半兩目睛痛加川芎煎服

凡陽氣常泄得瘴者雖身熱而亦多內寒正得經所謂身熱未已寒病復始又王叔和云有熱不可太攻之熱去則寒起是也所以瘴瘧熱多者并單發熱者攝生方衛生方皆以爲病深而難治參蘇飲有不當服者且如脉虛內弱煩躁而熱衛生方治以冷湯生薑附子湯甚効愚嘗於湟川遇周醫者云近日二三之

證熱甚。大用附子乾薑沈香。煎令冷服。皆一服熱去。次日有拉匾匾治熱瘴者。用生薑附子湯不効。如周之說。用乾薑頓愈。此固未敢許人以爲法。明醫當自會用之。不可執著以治寒熱也。

芎藭散　治傷寒瘴疾。頭疼身熱。煩渴引飲。其脉洪實。

川芎 去蘆七錢　紫蘇 去梗　茯苓 去皮

柴胡 去蘆　乾葛 各半兩　半夏 湯泡七次六錢

陳皮 去白三錢半　桔梗 生二錢半　枳殼 炒去穰

甘草 炙各三錢

右十味㕮咀。每服三錢。生薑三片。棗子一箇煎服。

愚魯湯　治傷寒瘴疾。頭疼發熱。其脉洪實。

北柴胡去蘆　南人參去蘆

右等分㕮咀。每服三錢。薑三片。棗一枚。熱服無時。

地黃薄荷湯　治傷寒熱瘴。頭疼足熱。發渴煩躁。其脉洪實。不嘔不瀉。

生地黃根　生薄荷葉

右二味。不以多少淨洗。砂鉢內擣爛。取自然汁。入麝香少許。井華水調下。如覺心間頓涼。不須再服。

五積交加散　治受瘴之初便欲分爲寒熱者早服此藥可以截住。

生料五積散　人參敗毒散　等分二藥

右和勻每服四錢水一盞半生薑五片棗子一枚同煎至八分去滓溫服不拘時候

截瘴散　治瘴疾或先寒後熱或先熱後寒或三月兩日而發或間日連日而作

常山雞骨者良　茯神去木　肉桂去麁皮各等分

甘草減半

右爲剉散。每服秤半兩，用時酒一大半椀浸一宿。於當發日早晨空心冷服。服後未須喫熱物、熱湯滓再浸。臨發時再服。忌葱蒜韭羊肉魚腥鮓麪生冷果子一切毒物。避風寒，戒房室。

一方　治證同前。

常山三寸　甘草二寸　檳榔

烏梅各二箇

右爲散。當發絶早，以酒半椀，於銀磁銚内煎，候放冷空心服。臨發時又煎服。忌口如前。已上兩方，須是經兩三日發後方服。

常山乃瘴瘧要藥。李待制云。欲去根本非常山不可。此說最當。今人不問當服不當服。率以傷氣爲詞。疑而不用。愚嘗謂瘴瘧之常山。喉風之巴豆。傷寒之麻黃。內積之硇砂。合使而不使。厥疾不瘳。毋疑。如上二方並有神効。其功正在常山。但一方用肉桂。一方用檳榔。檳榔消積除痰。肉桂解表通脉。稍知醫者必能擇用之。皆宜冷服。蓋恐常山能吐人。此亦猶活人書云。治瘧之法無以過之也。

瘴瘧丹　治癖瘧食瘧癖瘧者。胸腸間有氣癖一塊或因喜怒而得。或因積聚而得之。食瘧者因飲食傷脾而爲瘧也。

常山　縮砂仁　三稜

莪朮各等分

右四味。同炒爲末。薑汁打糊丸。如梧桐子大。當發前一日。冷酒呑三十丸。次早又服。瘴瘧方此爲妙。

七棗湯　治五臟氣虚陰陽相勝。作爲瘴瘧。寒多熱少。或但寒不熱。皆可服。

大附子 一箇，炭火中炮，後以鹽水浸，再炮再浸，如此七次，即去皮臍用

右剉散，水一盞，薑七片，棗七箇，煎至八分，當發早晨空心溫服，仍喫三五箇棗子，忌如常法。陳無擇云，良方中用烏頭兼不用鹽水浸，不特服之僭燥，亦不能分利陰陽，其說有理，用者知之。

攝生方治瘂瘴方

銅青　石綠各一兩

右研為末，用水調生麪為丸，如雞頭大，每服一丸，新汲水磨下。

豨涎飲　治風涎迷於心竅。口不能言。形癡如醉。

猪牙皂角四條肥實不蛀者去皮弦　晋礬光明者一兩

右細末研勻。輕者半錢。重者三字七。温水調灌下。少頃吐下冷涎便醒。次緩以調治。昏不知人者。灌下藥不可過多。

正舌散　治風痰爲患。舌本強而不言。

蝎稍去毒一分　茯神去心木炒一兩　龍腦薄荷晒乾二兩

右爲細末。每服二錢。温酒調下。更以擦牙頰間。

脾約丸　治腸胃燥澁。津液耗少。大便堅硬。或祕不通。

臍腹脹滿。腰背拘急。及有風人。大便結燥。又治小便利數。大便因硬而不渴者。謂之脾約。此藥主之。

麻仁 別研五兩　枳實 麩炒　芍藥

厚朴 去麁皮薑汁炒各半斤　大黃 蒸焙一斤

杏仁 去皮尖炒研五兩半

右為末。煉蜜丸如梧桐子大。每服二十丸。食前溫飯湯下。

寬氣湯　利三焦。順臟腑。治大便多秘。

香附子 六兩　砂仁 一兩　天台烏藥 去心取肉二兩

甘草炒一兩　一分

右剉散。每服一錢。橘皮湯下。不拘時候。

蜜煎導法　治傷寒瘴疾。自汗及發汗後津液內竭。大便不通。此不可攻之。惟宜此藥。

用上好蜜四兩。於銚內慢火煎煮。攪之勿令焦着。候稍餳餹狀可以捏丸。却取水爲挺。如拇指大約長二三寸。令一頭銳。乘稍熱納入穀道中。以手抱住。如未即效。更用一枚。火上累灸使溫用之。嚴氏方。蜜三合入猪膽汁二枚在內同煎。倉卒無膽只

如前方亦可。一方入皂角末半兩。皆可隨病淺深
而取用也。

烏梅木瓜湯　治酒食過度。中焦蘊熱。煩渴枯燥。小便
併多。遂成消中。兼治傷寒瘴疾作渴。

木瓜乾（去皮穰）　烏梅（打破不去仁）　麥蘗炒
甘草　草菓（去皮各半兩）

右剉散。每服四大錢。水一盞半。薑五片。煎七分去滓
溫服。不拘時候。

破證奪命散　治傷寒瘴疾。陰陽證候不明。或誤投藥。

致病垂困。煩躁發渴。及婦人胎前產後受熱瘴等疾。

好人參去蘆一兩

右水二盞。於銀石器內。煎至一盞。以新水沉之取冷。一服而盡。若鼻上有汗滴尤妙。

溫膽湯　治大病後虛煩不得睡。兼治心膽虛怯。觸事易驚。或夢寐不祥。或異象眩惑。遂致心驚膽懾。氣鬱生涎。涎與氣搏。變生諸證。或短氣悸乏。或復自汗。或四肢浮腫。飲食無味。心虛煩悶。坐臥不安。悉能主之。

半夏湯泡　枳實炒各一兩　橘紅一兩半

甘草四錢　茯苓去皮三分

右㕮咀。每服四錢。水一盞半。薑七片。棗一箇。竹茹一塊。煎至六分。去滓。食前熱服。竹茹。即刮竹青也。

異功散　瘴瘧後。調胃進食。順氣化痰。不冷不燥。功効尤多。

人參去蘆　茯苓去皮　白术麩炒

陳皮各等分　甘草炒減半

右㕮咀。每服二錢。水一盞。生薑五片。棗二箇。煎七分溫服。若胸膈痞悶。不嗜飲食。脾胃虛寒。素有痰飲。去甘草。加枳實半夏等分。名六君子湯。如前煎服。

小烏沈湯　調中快氣。治心腹刺痛。

烏藥去心一兩　香附子沙盆內淅去皮毛焙乾二兩

甘草一分

右為細末。每服一錢。入鹽少許。沸湯點服。不拘時。

大養脾圓　補養脾胃。進美飲食。

乾薑炮　縮砂去皮各二兩　白茯苓去皮

人參去蘆　大麥蘖炒各一兩　白术半兩

甘草爁一兩半

右爲細末。煉蜜和圓。每兩分作八圓。每服一圓細嚼。
生薑湯送下。

二氣香薷飲 治一切暑毒。

香薷淨葉 黃連去鬚 厚朴各二兩

生薑四兩

右先將生薑取汁。同黃連厚朴。於銀磁器内罨一宿。
炒令厚朴紫色爲度。每服四錢。於銀磁銚内。以水一
椀煎至八分。入酒少許。再煎二三沸。冷服。暑毒作痢。
先以此藥。吞下加巴豆感應丸。蕩滌暑毒。如未全瘥。

却再服痢藥。此理甚妙。

縮脾飲　解伏熱。除煩渴。消暑毒。止吐利。霍亂之後服熱藥太多。致煩躁者。並宜服之。

白扁豆（去皮炒）　乾葛（各二兩）　草菓（煨去皮）

烏梅（去仁不去核）　縮砂仁　甘草（炙各四兩）

右㕮咀。每服四錢。水一大椀。煎八分。去滓。以水沈冷服。以解煩。夏月常服。或欲熱。欲温。任意服。代熟水飲。極妙。若傷暑發熱頭疼。宜用此藥。兼消暑圓服之。

龍鬚散　治中暑迷悶。不省人事。暑月代一切暑藥。亦可。奴僕出入。此藥尤便。

白礬一兩生用　甘草炙一兩半　五倍子

飛羅麪　烏梅去仁不去核各二兩

右五味。爲細末。每服三錢。新汲水調下。如泄瀉霍亂作渴。一服即愈。

六和湯　治夏月冒暑伏熱。心脾不調。霍亂吐瀉。或瘧或痢。或欬嗽。廣南夏月瘴疾。冷熱不分。煩躁口渴。正宜服之。

人參去蘆　縮砂仁　甘草炙

杏仁去皮尖　半夏湯洗七次各一兩　白藊豆薑汁略炒

赤茯苓去皮　藿香葉拂去塵　木瓜各二兩

香薷去梗　厚朴薑汁製各四兩

右十一味剉散。每服四錢。水一盞半。生薑三片。棗子一枚。煎至八分。去滓。不拘時候。服熱燥者冷服。肚痛泄瀉者溫服。夏月無疾亦宜服。

冷香湯　治夏秋暑濕。恣食生冷。遂成霍亂。陰陽相干。臍腹刺痛。脇肋脹滿。煩躁引飲。感瘴虛熱。胸膈不利。或嘔或泄。並宜服之。

良薑　檀香　甘草炒

附子炮各二兩　丁香二錢　川薑炮三分

草豆蔻五箇煨

右七味剉散。每服四錢。水二鍾。煎至一鍾。去滓貯瓶內。沈井中。待冷服之。一方有草菓。無草豆蔻。

五苓散　治傷寒瘴疾。感暑中濕。小便不利。頭疼身熱。煩躁發渴等證。夏月主治尤多。第能伐腎氣。下虛者不可過服。

木猪苓去皮　赤茯苓去皮　白术去蘆各一兩半

肉桂 去麄皮 一兩

右爲細末每服三錢夏月背寒頭痛發熱無汗小便慳澁濃煎連鬚葱白湯調乘熱服衝令額上有汗爲効或秪用百沸湯調熱服及續啜熱湯衝令汗出或冒暑極熱之際新汲水調亦可○熱瘴痢疾小便不利者並用熟水調之○大便水瀉小便不利加車前子末煎沸湯服不宜過多○痳熱在裏身發黃疸濃煎茵蔯湯調下○一方加辰砂末尤治蘊熱心煩毛崇甫因母病孝誠感於北辰夢授此藥亦可謂神方

也。但五苓散用桂。正如小柴胡湯用人參。大承氣湯用厚朴。備急丸用乾薑之類。欲其剛柔相濟。亦存攻守之意也。故方書謂五苓散無桂及隔年者俱不可用。近者鋪家有去桂五苓散。不知者爲其所誤。如去桂而入人參。却謂之春澤湯。治煩渴有効。

消暑圓　大解暑毒。治中暑煩躁悶亂。或欲絶者。

半夏壹斤剉成兩片甚小者不必剉。醋伍升煮乾。　茯苓去皮半斤

甘草生半斤

右爲細末。薑汁作湖丸。如梧子大。每服百圓。熟水嚥

下此藥合時須用好醋煮半夏生薑自然汁煮糊勿雜生水臻志修治極有神効中暑爲患藥下即甦傷暑發熱頭疼用之尤驗夏月常服止渴利水雖多飲水亦不爲害若痰飲停滯或爲飲食所傷並用薑湯嚥下入夏之後不可闕此應是暑藥皆不及此

黄龍丸　治丈夫婦人伏暑發熱作渴嘔吐惡心及年深暑毒不瘥者

黄連去鬚剉二十四兩　好酒五升

右黄連以酒煮乾爲度研爲細末用麪水煮糊搜和

爲丸。如梧子大。每服三十丸。熟水吞下。○又療傷酒、過多臟毒下血大便泄瀉。用米飲吞下空心食前。日二服。一法。以銀銚盛酒藥。置於鍋內湯中煮。尤佳。近日醫家名酒蒸黃連丸。

霍亂吐瀉者。乃揮霍變亂之候也。倉卒難得對證藥。所以多致殺人。尋常須是預製下藥始得。○一法只偷解病人頭繒。以百沸湯一大呷泡汁。令病人須服。却勿令病人知是物。神効。

木瓜湯　治霍亂吐下不已。舉體轉筋。入腹悶絕。

木瓜去穰一兩　吳茱萸湯洗七次炒半兩

茴香炒　甘草炙各二錢半

右剉散。每服四錢。水一盞半。生薑三片。紫蘇十葉。同煎至七分。去滓。温服。無時。

良薑香薷湯　治伏暑傷冷。致作霍亂。

陳皮去白　藿香葉　香薷葉

甘草炒　生薑和皮　良薑

棗子去核　紫蘇葉　木瓜去穰各等分

右剉散。每服三錢重。煎服。○一方用木瓜香薷高良

薑等分。煎服。○一方用藿香葉良薑木瓜各半兩水

二盞煎一盞服。○一方用胡椒菉豆各四十九粒同

研破。水煎服。或爲末木瓜湯調下。如神。○一方以平

胃散五苓散等分。和爲一處。熱湯調下。若霍亂煩躁

發渴。隨意飲浸冷香薷散。或縮脾飲。病去藥除。不宜

過多。若食冷物。致令霍亂。不渴不煩。理中湯主之。若

霍亂。手脚轉筋不已。急取大蓼數莖。濃煎湯。如法淋

洗。仍取濃煎汁先服。乃効。若心腹築痛。欲吐不吐。欲

下不下。謂之乾霍亂。甚能殺人。宜用鹽湯三升頓服。

却以手抉口中令大吐更服更抉吐之痰物俱盡然
後服以理中湯大率霍亂脉浮洪者生若脉微氣少
黙不欲言者恐亦難保

斷下湯　治赤白痢及休息痢瘴後患痢亦宜此藥

草菓連皮一箇　白术麩炒　茯苓各一錢
甘草半錢

右㕮咀用大罌粟殻十四枚去筋膜並萼蒂剪碎用
醋淹炒燥爲麁末同前作一劑水二大盞薑七片棗
子烏梅各七箇煎至一大盞分二服服之赤痢加烏

頭二七粒。白痢加乾薑半錢。若伏暑致痢者。先以香薷飲吞下。加巴豆感應丸。小便不通。用五苓散吞下。然後服此藥。若瘴後因食物忤脾胃。壯毒氣致腹痛而痢。必有積物。須服蘇合香丸。加感應丸少許。（氣虛者却不宜服。）湯滌後服此藥。古方謂痢乃滯下。又云無積不成痢。如此乃宜先湯滌。不然則積無由去。瘴後痢疾又有氣虛臟寒而患者。却不可更加湯滌。宜服養臟湯乃吞下震靈丹玉華白丹等理中之劑。

養臟湯　治大人小兒腸胃虛弱。冷熱不調。臟腑受寒。

下痢赤白或大便膿血有如魚腦裏急後重臍腹疞痛日夜無度胸膈痞悶脇肋脹滿全不思食又治脫肛墜下酒毒便血諸藥不效者

罌粟殼 去蒂蓋蜜炙三兩六錢　木香 一兩四錢不見火

訶子皮 一兩二錢　川當歸 去蘆洗焙　人參 去蘆

白朮 炒各六錢　白芍藥 一兩六錢　肉豆蔻 麪裹煨一兩

甘草 炙　肉桂 去麤皮各八錢

右爲麤末每服二大錢水一盞半煎至八分去滓食前温服老人孕婦小兒暴瀉宜急服之立愈忌酒麪

生冷魚腥油膩等物。如腸脈滑泄夜起久不差者可
加炮附子三四片煎服。此藥神効不可具述。

變通圓 治赤白痢。

吳茱萸揀淨 黃連去鬚並蘆剉骰子塊

右等分一處以好酒浸透取出各自揀焙。或曬乾爲
細末麪糊丸梧桐子大。赤痢用黃連丸三十粒甘草
湯下白痢用茱萸丸三十粒乾薑湯下赤白痢各用
十五粒相合併以甘草乾薑湯下。

痢疾不納飲食謂之禁口。醫者但知其危篤而畏縮。更

不究其所致危篤之由故多不救良可憫哉易簡方
謂宜用四柱散理中湯參苓散加肉豆蔻木香輩或
嘸震靈丹等藥何乃王德膚知其一而未知其二耶
蓋古方有用清心壓毒藥者有用生胃進食藥者豈
可執一律以治之如診而知其脾胃脉不弱問而知
其頭疼心煩手足温熱未嘗多服涼藥此乃毒氣上
衝心肺所以嘔而不食宜用敗毒散每服四錢重陳
倉米一百粒薑三片棗一枚水一盞半煎至八分去
滓温服又方用石蓮子搥碎去殼留心并肉碾爲細

末亦用陳米飲調下若其脉微弱或心腹虚膨或手足厥冷初病則不嘔嘗服罌粟烏梅及苦澁凉劑或飲草藥巳多早晨未食先嘔或纔聞穢氣即嘔不思飲食此乃脾胃虚弱却可信易簡方之言□然别有一方尤爲易簡也一味山藥剉如小豆大一半銀瓦銚炒熟一半生用同碾爲末米飲調下自有奇効又嘗觀前輩癰疽方治嘔而不食亦有二説毒氣攻心者却以乳香菉豆粉作内托散治之如脾胃虚弱者用嘉禾散山藥圓治之若胸中更有活法裁其方爲

禁口痢用又何患不收功於危篤耶

五皮散　治脾虛氣滯頭面四肢臍腹腫滿又治瘴瘧飲水過度或食毒物忤脾觸氣乃成腫疾

大腹皮　桑白皮　茯苓皮
生薑皮　陳橘皮各等分

右為剉散每服四錢水一盞半煎八分去滓熱服病在上食後病在下空心忌生冷瓷糕毒物

實脾散　治脾虛浮腫瘴後腫滿亦宜用之

大附子一箇　草菓仁　乾薑各二兩

大腹子六箇連皮　木瓜一箇去穰切片　甘草一兩

右用水。於銀磁器內同煮乾。一半以手擘開。乾薑心不白爲度。不得全令水乾。恐近底焦。取出剉焙爲末。每服三錢。空心日午沸湯點服。○百一選方治膨脹用嘉禾散四柱散。等分合和煎服。常用以治頭面四肢腫者亦効。又嘉禾散治腫甚効。

三生飲　治痰厥飲厥。及氣虛眩暈。或似卒中。口眼喎斜。咽喉作聲。

天南星一兩　川烏頭　生附子各半兩

木香一分

右㕮咀每服半兩水二盞薑十片煎至六分去滓温服○一方氣盛人止用南星八錢木香一錢加生薑十四片煎作兩服名星香散○一方氣虛人用生附子木香生薑亦如前數煎服名附香飲易簡方謂用天雄代附子亦妙痰涎壅甚者每服加全蝎五箇仍服黑錫丹鎮墜或口禁用細辛皂角末少許或半夏末吹入鼻中候噴嚏得少甦却急進藥○一方附子天雄川烏頭各一兩木香半兩薑棗煎更入磨沈香

水服六脉俱虚者可用之若挾熱中風者不宜三生飲。續易簡方非之頗當。

以上治痰治腫治痢數方皆爲瘴後復證而設。所謂復證豈非傷寒壞證之勞復食復與夫陰陽易之類乎。古方有云傷寒復證乃病家不善調攝之過。卽此證也。且如外方瘴疾視它病尤難調攝。況汪南容有言。瘴病後調攝又倍於外方之難。如此則瘴後豈容不謹。若夫病中不戒酒肉時渴飲水。寧免忤脾胃壯毒氣得不變爲腫滿泄痢嘔逆乎。又病後脾氣未快邪

氣未絶恣意飲食與夫酤酒市脯色色無忌豈不積
而作痢聚而作痰浮而作腫治其腫則宜實脾快氣
可於嘉禾散小烏沈湯五皮散實脾散中詳酌用之
切不可服章柳芫花下水之劑雖降氣湯亦不可輕
服嘉禾散自製至妙或宜加薑附等煎之大槪合補
脾而使氣快脾克腎則縱有水亦不能爲害諸腫疾
臍凸腫手足無紋滿腹青筋腰腫陰腫其脉沈細皆
爲難起治痰則宜理氣壯胃然痰證爲喘爲欬爲嘔
逆爲麻木爲痞膈悉當隨證施治三生飲治卒暴痰

厥眩暈等證。若遺溺手散口開者亦難取效。洩痢能飲食而脉微小者猶庶幾。若脉浮洪而大鮮有不斃。汪子迪所謂瘴體先虚。虚不宜利者是也。治瘴後痢本難立方。當求明醫察其脉證以處之。如前數藥皆雖良劑。亦不過備急而已。臨時加減。通醫者必能反隅。如此等證。皆由病瘴不善將理而得之。豈可更輕生不信戒忌乎。豈可不急求醫脉尚服草藥乎。若猶因循而致困。須是雖良醫。亦末如之何。

玉屏風散　治虚弱人腠理不密易感冒於風寒。

防風一兩　黃耆蜜炙　白朮各二兩

右㕮咀。每三錢。重水一盞半。棗一枚。煎七分。去滓。食後熱服。

實表散　治腠理不密。易致感冒。先服此藥。則感冒自然解散。

附子炮去皮臍　蓯蓉酒浸一宿焙乾　細辛去葉

五味子各等分

右爲粗末。每二錢。入黃耆建中湯三錢。如法煎服。

香薷湯　暑月至要之藥。

香薷一斤半　茯苓去皮　陳皮
乾薑炮各二兩　甘草五兩　厚朴一兩薑製
右爲細末。入鹽少許。沸湯調服。不拘時。

續附蛇虺螫蠚諸方

五嶺之南。不惟烟霧蒸濕。亦多毒蛇猛獸。故前賢有詩云。霧鎖瓊崖路。烟籠柳象州。巴蛇成隊走。山象着群遊。又編類集。及嶺外代荅本草諸書。備言廣郡多蛇虺蜈蚣。愚既表出瘴癘論方。又不得不附治蛇虺螫蠚數方以濟人之緩急。尤當謹者。夜起不可倉卒。及不可無燈。又不可不穿鞋襪。嘗聞有人中夜下榻。而蜈蚣偶棲其鞋上。足一觸之。連咬數口。呻吟苦痛。經旬日。後方得香白芷雄黃末服之。藍靛汁傳之乃愈。

又聞有夜急登厠者。遇蛇傷其肛門。且不曉藥毒中藏府。坐受其斃。張李明醫說載一村婦忽卒吹火。不知火筒中偶有蜈蚣。驚迸竄入喉。致下胸臆。悲泣求救。傍人云可討小豬兒一隻。斷喉取血。一說雞血亦妙令婦人頓喫。須臾更灌生油一口。遂惡心。其蜈蚣滚在血中吐出。繼與雄黃細研水調服。遂愈。又載有人爲蝮所䤈致遍身皮脹口吐黄水良久悶絶一道人以新汲水調香白芷末二錢灌之立甦再服即愈道人云法當以麥門冬湯調服今倉卒以水代之亦効本草衍義載有被蛇傷而昏困者一僧以五靈脂一兩雄黄半兩爲末酒下二錢遂蘇凡遭蛇虺蜈蚣蝮蝎等傷急取香白芷雄黄末龍花生藍汁之類且服且傅立有功効或但得白礬火上炙溶滴在所傷處解其毒亦可也治虎犬咬亦宜以白礬末摻瘡封裹之自愈一方用醋煮白礬治蝎傷蓋醋主收斂不使毒氣

散漫也。又蛇傷者只以蛇蛻皮一片貼在傷處就灼艾三五壯。引去毒氣。朝野僉載云。凡惡蟲所螫馬汗入瘡。可取艾灸其傷處。即此法也。非蛇傷却不必蛇蛻。蜈蚣傷雞冠血及雞屎塗亦可。又法捉大蜘蛛一枚。縱其嚙所傷處。候吮其毒。蜘蛛困悶自落。却滴冷水數點以治之。如覺未愈。更捉一枚嚙之。使毒氣淨盡也。一法治蛇入口並七孔中者。割母猪尾瀝血於口中並孔中即出。一法 治卒爲蛇繞不解。用熱湯淋之。若倉卒無湯。令人尿之。一 方治赤蜈蚣毒。用桑枝

汁同鹽擦痛處或溶蠟於痛處肉赤爲度又方用皂
角於咬上灶艾炙熱則去之一方治蜘蛛飛絲入口
用紫蘓葉不問舊新嚼之卽愈癸亥續此于封川

集驗治蠱毒諸方

凡蠱毒有數種曰蛇毒蜥蜴毒蝦蟇蜣蜋草毒皆是變
亂元氣也有人固造作之者卽謂之蠱多因飲食內
而行之與人患禍患禍於他則蠱主吉利所以蠱害
之徒畜事之人中其毒者心腹絞痛如有物嚙或吐
下血皆如爛肉或好卧闇室不欲光明或心性反常

乍嗔乍喜或四肢沉重百節酸疼或乍寒乍熱身體習習而痒胸中滿悶或頭目痛或吐逆不定或面目青黃甚者十指黯黑診其脉緩大而散皆其候也然其毒有緩有急急者倉卒或數日乃死緩者延引歲月遊走腸內蝕五藏盡則死治蠱方藥甚多今但取其簡而易用之已驗者耳

驗蠱毒法

令病人唾於水內沉者是蠱浮者卽非或令含黑豆驗之若豆脹爛皮脫則是蠱不脫則非又初虞世方云

嚼黒豆不腥。嚼白礬味甘。皆中毒之候也。

歸魂散　凡初中蠱在膈上者。當用此藥吐之。

白礬　建茶各一兩

右二味爲細末。每服五六錢。新汲水調下頓服。一時久當吐毒出。此藥入口其味甘甜。並不覺苦味者是也

雄硃丸　解諸中毒。

麝香一分別研　雄黄別研水飛過　硃砂別研水飛過

赤脚蜈蚣微炙去足　續隨子各一兩

右爲細末入雄黄硃砂麝香研匀以糯米煮粥和丸如雞頭每服一丸熱酒吞下毒當與藥倶下

凡病人服藥吐利之後猶覺前後心刺痛拘急咽中茆刺者此是服吐利藥之候也更不須再服吐利藥但服桔梗散自然平愈

桔梗散

桔梗去蘆味苦者不拘多少剉細微炒

右爲細末每服三錢米飲調服不拘時候此藥不吐不利加之易爲收買多服者有益如服吐利藥而後

日兩三服。使毒氣日漸消散。不致再發動也。
佛說解蠱毒神咒出大藏經。凡在旅中飲食先默念七
遍。其毒不行。咒曰。
姑蘇啄　摩耶啄　吾知蠱毒生四角
父是穹窿窮　母是舍耶女　眷屬百萬千
吾今悉知汝　摩訶薩摩訶
一法。每日或所到處念藥王萬福四字一七遍。亦驗。
灸蠱毒法。當足小指尖灸三炷。卽有物出。酒上得者酒出。肉菜上得
者肉菜出。飯上得者飯出。

治馬蝗蠱毒。覺是此物。先念解蠱毒呪。次飲生蜜。其毒化爲水。凡中一切水族之毒。以蜜或飲或塗傷處。並解。

解百藥毒方

油煎大甘草成寸

油煎栢葉蒸過方煎。如向上者不用

右二味。覺中毒急咀嚼。常服亦得。

又治蠱毒挑生及蒙汗諸中毒神効諸方

蠱毒之害。應人飲食可以中人。其候腹大脹緊如石。面目青黄。小便淋瀝。或瀉血。或吐而喉中妨悶。有如刀刺。
一方川升麻桔梗去蘆瓜蔞根各一兩 右爲麄末每服二
錢水一盞煎六分去滓服不拘時候○一方土瓜根
如大拇指大長三寸剉碎以酒一盞浸一宿爲一服
吐出卽愈○一方皂角長一尺者去黑皮並子用酒
一大盞浸一宿方去滓空心服○一方敗鼓皮燒爲
末酒調二錢服之凡中蠱毒皆是昏睡不省人用此
方能言下藥人姓名極驗○一方桃樹上的寄生三
兩爲細末如點茶每服一錢不拘時候○一方蠶蛻

紙是出蠻子了紙也此藥紙宜令常隨行以備急用不拘多少用清油紙燭燒爲灰研極細稍覺中毒雖面青脉絶腹脹吐血口噤速以新汲水調一錢頻服即活若彼蒙汗昏昧如醉此藥下咽即醒

○一方茶芽焙生甘草生白礬乳鉢研

右各等分爲細末每服一錢以新汲水調下若中毒一月其毒自大便下若中蠱毒即吐出肉塊次服補藥生糯米粉以烏猪膽汁爲丸如梧桐子大每服三十丸熟水吞下

廣南挑生殺人以魚肉延客對之行厭勝法魚肉能反

按范石湖文集云李壽翁爲雷州推官鞫獄得治蠱方毒在上用升麻吐之在腹用鬱金下之或合二物服之不吐則下此方活人甚多也

生於人腹中而人以死相傳謂人死陰役於其家昔雷州推官司戶符昌言乾道五年親勘一公事挑生買肉置之盤中俾囚作法以驗其術有頃肉果生毛何物淫鬼乃能爾也然解之亦甚易但覺有物在胸膈則急服升麻以吐之覺在腹中急服鬱金以下之雷州鏤板印行者蓋得之於囚也

挑生之害於飲食中魚肉菓菜皆可挑生而中人其候初覺胸腹痛次日漸攪刺十日毒在腹中能動凡胸臆痛爲在上膈腹痛爲在下膈

在上膈方

膽礬半錢。投在一盞熱茶內。候礬溶化。通口服。少頃以雞翎攪喉中。即吐出毒物。

在下膈方

鬱金末二錢。飯湯調下。即瀉下惡物。

吐瀉後補治方

人參　白朮各半兩

右剉細。入無灰酒半升。以瓦瓶盛之。於慢火中煨半日許。候酒熟服。每服一小盞。五日乃止。

本草綱目鉤吻條載此丈云時珍又訪之南人云鉤吻即胡蔓草今人謂之斷腸草是也

治胡蔓草毒方

胡蔓草葉如茶其花黃而小一葉入口百竅潰血人無復生也廣西愚民私怨茹以自斃家人覺之即時取雞卵抱未成雛者研爛和麻油灌之吐出毒物乃生稍遲即死也如人誤服此草者止以前法解之

南方盛夏行路遇大熱飲水只可一二口多則水氣逼住氣不得伸發緊沙立死慎之若毒微者前諸解毒方須用之即醒

蘇合香丸　治氣中或卒暴氣逆心痛鬼魅惡氣

沉香　麝香別研　訶黎勒煨用皮

丁香　青木香　香附子炒去毛

安息香別研爲末用無灰酒一升煮爲膏　華撥

白朮　白檀香　薰陸香別研

蘇合油和入安息膏內　龍腦別研各一兩　硃砂水飛別研

烏犀角各五錢

右爲細末入別研藥極勻用安息香膏並煉蜜和丸。重八分蠟爲皮治大人卒中風癇小兒急慢驚風牙關緊閉每服一丸或半丸去蠟用生薑自然汁化開。

擦牙關。再用薑湯。調藥灌下。及治感冒風寒。惡心吐瀉。心氣腹痛白痢。婦人産後中風泄瀉嘔吐腹痛。俱用薑湯化下。山嵐瘴氣。清晨温酒化下。

治楊梅瘡方一名木綿疔一名天疱瘡

胡麻　蔓荆子　枸杞子

荆芥　牛蒡子　山梔子

防風　黄連　大黄各二錢

黄栢　苦參　山豆根

輕粉　白蒺藜各一錢

右精製爲末。水煮麪爲丸。如梧桐子大每服重二錢半。用茶五更吞服。午時又一服。自覺口内痛住服。忌葷腥油醬炙炒香焦之物生菓之類。宜食淡粥。切戒房室。更養七情。如此七日見効。服前方後。口損疼痛者用此方以解之。

黄栢　防風　荊芥

犀角　桔梗　牛蒡子

連翹　甘草各等分

右八味。水一鍾半。煎至八分。停冷。逐口噙吐。

敷藥方

銀硃　　輕粉各一錢　　黃蠟

清油各一兩

先將黃蠟同油煎化。後入硃粉二味。和勻成膏。入磁礶收貯。隨瘡大小敷搽二三次。瘡痂卽脫。

又方

大楓子三錢　　輕粉一錢

右二味。爲末。塗瘡上。卽愈。

校刻嶺南衛生方中卷

校刻嶺南衛生方下卷 附録

安道按。諸證皆有發熱。不可悉歸於瘴也。故敢捜輯八證。標其類之尤者。以便于分析。使可便召名醫之專門者調治。況北人初至百粤。及於遐荒絶域之地。其業醫者。既鮮且繆。一時未諳。槩以瘴論。反歸咎於是書也。倘留心於是。則或少逭橫夭者之一二。求同志者。以發揚云爾。並附東垣藥性賦于後。以便處方觀覽。

八證標類

痰證　痰者津液所化。蓋由風傷于肺。肺氣不清而生痰。濕傷于脾。脾氣凝濁而生痰。痰之爲病。憎寒壯熱。惡風自汗。胸膈滿悶。氣上衝咽而不得息。但頭不痛。項不強。若涎多者。亦隱隱頭痛。其脉右手關部滑大。或弦滑。痰涎蓄積於中脘。或有寸浮者。亦有寸伏者。又有寸口沉滑者。有沉伏者。必痰垢臓於上膈也。

食積　蓋由脾胃伏熱。因食不化。以致身熱。惡食惡寒則亦頭痛而不甚。但身不疼。心腹飽悶。或手按之則痛。可辨其脉。左手人迎平和。右手氣口脉緊盛。若關脉滑而沉。此有宿食也。

虛煩　其人素弱。有所勞傷。因而損氣。氣衰則火旺。經曰陰虛生內熱。心中鬱悶不安。發熱困倦。病來潮作之時。氣少懶語。怯弱聲低。或氣虛喘促。但不惡寒。不頭疼。不身痛。濈濈然汗出。腿酸無力。沉困倦怠。脉浮芤無力。

脚氣　天之風寒暑濕之氣。蒸于足。頭痛惡寒。肢節疼痛。便祕嘔逆。脚軟屈弱。不能動履。但起於脚膝耳尢忌補劑及淋洗開冷。草藥攤盦。若犯此禁。則毒氣入

心小腹頑痺不仁或氣喘嘔吐

瘡毒　皆屬心火發熱而灑淅惡寒與傷寒相似但飲食如常其脉大而浮數方脉舉要云平人脉大尤當審詳若有痛處恐發瘡瘍驗其遍身或有紅腫或如粟米此乃疔腫之兆也

瘀血　人有惡寒發熱狀似傷寒其脉芤濇其證腸下與小腹疞痛手不可近大便黑小便利者此瘀血證諦也蓋腸與小腹乃屬肝部肝爲血海故有瘀血蓄積於此須審其日前曾有跌墜挫閃拳踢之情若脹

寒凉藥。恐血得寒則凝。倘瘀血上衝。昏迷不省。良久復甦。此皆血證之候也。宜行氣活血之藥可也。

勞發　其人元氣寡弱。素有痰火結核於胯縫或腋下。或臂膊上。畧有動作勞傷。則一時硬腫疼痛。煎寒作熱。狀似傷寒。其脉弦數無力。若腿縫有核腫者。俗呼爲腿勞發。若腋下有核及臂膊有核腫者。有無核而作寒熱者。此皆謂勞發證也。葢因氣血虛弱。勞役所致。斯勞發之名。乃世俗傳襲之言耳。非正病名也。不可汗。不可下。但宜補血養氣。滋陰降火。清痰和解之劑。其病自瘳矣。待候過時。輕者則不服藥。自然微汗而解也。

痘疹　凡幼穉之兒。並年少之人。忽發熱憎寒。頭疼身痛。唇紅臉赤。噴嚏喘咳。狀類傷寒。不可遽施汗下。先須論其曾出蜆瘡否。如未出者。當驗尻骨耳尖並足皆冷。又觀耳後有紅脉赤縷爲的。此證又有疹子。俗呼爲麻子。今此處悉借痘證法治療。鮮有不繆者也。麻疹骨髓賦云。疹雖胎毒。多帶時行氣候暄熱。非令男女傳染而成。其發也。與痘相類。其變也。比痘匪輕。

愚夫愚婦嘗視如泛常。若死若生。總歸於天命。不知毒起於脾。熱流於心。始終之變。省則無證。藏府之傷。肺則尤甚。閉門問途。不如路中尋徑。揚湯止沸。不若竈裡抽薪。初則發熱。亦似傷寒。目出淚而不止。鼻流涕而不乾。咳嗽太急。煩躁難安。以火照之。隱隱皮膚之下。以手摸之。磊磊肌肉之間。其形如疥。其色若丹。隨出隨沒。乍隱乍現。根窠若腫兮。疹而兼癮。皮膚如赤兮。疹以夾斑。似景而明兮。十有九效。如煤而黑兮。百無一生。疹毒尤重。治法不同。微汗常出。熱勢越而不留清便自調邪氣行而無壅腠理怫鬱兮即當發散腸胃秘結兮急與疎通苟視大而若細恐變吉而爲凶惟衄不必憂邪從衄解利不必止毒隨利鬆所喜者身上清涼可畏者咽喉腫痛飲水不休法在生津養血飲食欲減方須救胃和中此疹痘之證正與瘴氣借傷寒書治之而多訛故畧表之于此已上八證非傷寒亦非瘴氣各有專科門類識者鑒之

藥性賦

羌活味苦甘平性微温無毒升也陰中之陽也其用有

五。散肌表八風之邪。利周身百節之痛。排巨陽肉腐之疽。除新舊風濕之證。乃手足太陽表裡引經之藥也。

升麻味苦平。性微寒無毒。升也。陰中之陽也。其用有四。引葱白散手陽明之風邪。引石膏止足陽明之齒痛。引諸藥遊行四經。升陽氣於至陰之下。因名之曰升麻。

柴胡味苦平。性微寒無毒。升也。陰中之陽也。其用有四。主左右兩傍脇下痛。日晡潮熱往來生在。藏調經內主血在肌主氣上行經手足少陽表裏四經之藥也。

白芷味辛性温無毒升也陽也其用有四能去頭面皮膚之風除皮膚燥癢之痺止足陽明頭痛之邪為手太陰引經之劑。

防風味甘辛性温無毒升也陽也其用有二以氣味能瀉肺金以體用通療諸風。

當歸味甘辛性温無毒可升可降陽中微陰也其用有四頭止血而上行身養血而守中稍破血而下流全活血而不走。

胡文煥校本無中微陰三字

獨活味苦甘平性微温。無毒。升也。陰中之陽也。其用有三。諸風掉眩。頸項難伸。風寒濕痺。兩足不用。及爲足少陰之引經。

木香味苦甘辛。性微温無毒。降也。陰也。其用有二。調諸氣不可無。泄肺氣不可闕。

檳榔味苦辛。性温無毒。降也。陰也。其用有二。墜諸藥性若鐵石。治後重驗如奔馬。

吳茱萸味苦辛。性熱有小毒。可升可降。陽也。其用有四。咽嗌寒氣。噎塞而不通。胸中冷氣。閉塞而不利。脾胃停冷腹痛而不任心氣刺痛成陳而不止。

藿香味甘辛。性温無毒。可升可降陽也。其用有二。開胃口能進飲食止霍亂仍除嘔逆。

川芎味辛。性温無毒升也陽也。其用有二。上行頭角助清陽之氣止痛下行血海養新生之血調經。

黃連味苦。性寒無毒。沉也陰也。其用有四。瀉心火消心下痞滿之壯。主腸澼除腸中混雜之紅。治目疾暴發。宜用療瘡瘍首尾俱同。

黃芩味苦平。性寒無毒。可升可降陰也。其用有四。中枯而飄者瀉肺火。消痰利氣。細實而堅者瀉大腸火。養陰退陽。中枯而飄者除寒濕留熱於肌表。細實而堅者滋化源。退熱於膀胱。

大黃味苦。性寒無毒。其性沉而不浮。其用走而不守。奪土欝而無壅滯。定禍亂而致太平。名之曰將軍。

黄栢味苦。性寒無毒。沉也陰也。其用有五。瀉下焦隱伏之龍火。安上焦虛嗽之蚘蟲。臍下痛單製而能除。腎不足。生用而能補。痿厥除濕藥中不可闕。

玄明粉味辛甘酸。性微溫無毒。沉也陰也。其用有二。去

胃中之實熱。蕩腸中之宿垢。其妙不可盡述。大抵用
此而代盆硝也。
白朮味甘。性温無毒。可升可降。陽也。其用有四。利水道
有除濕之功。強脾胃有進食之効。佐黄芩有安胎之
能。君枳實有消痞之妙。
人參味甘。性温無毒。升也陽也。其用有三。止渴生津液。
和中益元氣。肺寒則可服。肺熱還傷肺。
黄耆味甘。性温無毒。升也陽也。其用有四。温肉分而實
腠理。益元氣而補三焦。內托陰證之瘡瘍。外固表虛

之盜汗。

甘草味甘平。無毒。生則寒。炙則溫。生則分身稍而瀉火。
炙則健脾胃而和中。解百毒而有效。協諸藥而無爭。
以其甘能緩急。故有國老之稱。

半夏味辛平。生寒熟溫有毒。降也陽也。其用有四。除濕
化痰涎。大和脾胃氣。痰厥及頭疼非此莫能治。

陳皮味辛苦。性溫無毒。可升可降。陽中之陰也。其用有
二。留白補胃和中。去白消痰泄氣。

青皮味苦性寒無毒。沉也陰也。其用有四。破滯氣愈低

而愈効。削堅積。愈下而愈良。引諸藥至厥陰之分。下

飲食入太陰之倉。

枳殼味苦酸。性微寒。無毒。沉也陰也。其用有四。消心下

痞塞之痰。泄腹中滯塞之氣。推胃中隔宿之食。削腹

內連年之積。

枳實味苦酸。性微寒。無毒。沉也陰也。其用有四。消胸中

之虛痞。逐心下之停水。化日久之稠痰。削年深之堅

積。

桔梗味苦辛。性微溫有小毒。升也。陰中之陽也。其用有

胡本咽痛
下有鼻字

四。止咽痛，除鼻塞，利膈氣，仍治肺癰，一為諸藥之舟楫，一為肺部之引經。

知母味苦，性寒無毒。沉也，陰中之陰也。其用有四：瀉無根之腎火，療有汗之骨蒸，止虛勞之陽勝，滋化源之陰生。

藁本味苦辛，性微溫無毒。升也，陰中之陽也。其用有二：大寒氣客於巨陽之經，苦頭痛流於巔頂之上，非此味不除。

生地黃味甘苦，性寒無毒。沉也，陰也。其用有四：涼心火之血熱。瀉脾土之濕熱。止鼻中之衄熱。除五心之煩熱。

熟地黃味甘苦。性溫無毒。沉也陰也。其用有四。活血氣。封塡骨髓。滋腎水。補益眞陰。傷寒後脛股最痛。新產後臍腹難禁。

五味子味酸。性溫無毒。降也陰也。其用有四。滋腎經不足之水。收肺氣耗散之金。除煩熱生津止渴。補虛勞益氣強陰。

川烏頭味辛。性熱有毒。浮也。陽中之陽也。其用有二。散諸風之寒邪，破諸積之冷痛。

白芍藥味酸平，性寒有小毒，可升可降，陰也。其用有四。扶陽氣，大除腹痛，收陰氣，陡健脾經，墮其胎，能逐其血，損其肝，能緩其中。

白茯苓味甘淡，性溫無毒，降也，陽中之陰也。其用有六。利竅而除濕，益氣而和中，小便多而能止，大便結而能通，心驚悸而能保，津液少而能生。白者入壬癸，赤者入丙丁。

澤瀉味甘鹹，性寒無毒，降也，陽中之陰也。其用有四。去胞垢而生新水。退陰汗而止虚煩。主小便淋澁仙藥。

療水病濕腫靈丹。

薄荷味辛。性凉無毒。升也陽也。其用有二。清利六陽之會首。袪除諸熱之風邪。

麻黄味苦甘。性温無毒。升也。陰中之陽也。其用有二。其形中空。散寒邪而發表。其節中閉。止盗汗而固虚。

厚朴味苦辛。性温無毒。可升可降。陰中之陽也。其用有二。苦能下氣。去實滿而泄腹脹。温能益氣。除濕滿散結調中。

杏仁味苦甘。性温有毒。可升可降。陰中之陽也。其用有二。利胸中氣逆而喘促。潤大腸氣祕而便難。

巴豆味辛。性熱有大毒。浮也。陽中之陽也。其用有二。削堅積蕩藏府之沉寒。通閉塞利水穀之道路。斬關奪門之將。不可輕用。

附子味辛。性熱有大毒。浮也。陽中之陽也。其性浮而不沉。其用走而不息。除六府之沉寒。補三陽之厥逆。

蒼朮味甘。性温。主治與白朮同。補中除濕力不及白朮。寛中發汗。功過於白朮。

秦艽味苦辛平。性微溫無毒。可升可降。陰中之陽也。其用有二。除四肢風濕若痺。療遍體黃疸如金。

白殭蠶味鹹辛平。性微溫無毒。升也。陰中之陽也。其用有二。去皮膚風動如蟲行。主面部䵟生如漆點。

白豆蔻味辛。性溫無毒。升也陽也。其用有四。破肺中滯氣。退目中雲氣。散胸中冷氣。補上焦元氣。

地榆味苦甘酸。性微寒無毒。沉也陰也。其用有二。主下部積熱之血痢。止下焦不禁之月經。

連翹味苦平。性微寒無毒。升也陰也。其用有二。瀉諸經之客熱。散諸腫之瘡瘍。

阿膠味甘平。性微温無毒。降也陽也。其用有四。保肺益金之氣。止欬嗽咳之膿。補虛安姙之胎。治痿強骨之力。

桃仁味苦甘平。性寒無毒。降也陰也。其用有二。潤大腸血秘之便難。破大腸久蓄之血結。

生薑味辛。性温無毒。升也陽也。其用有四。制半夏有解毒之功。佐大棗有厚腸之益。温經散表邪之風。益氣止翻胃之噦。

石膏味辛甘。性大寒無毒。沉也陰也。其用有二。制火邪清肺氣。仲景有白虎之名。除胃熱奪甘食。易老云大寒之劑。

桂味辛。性熱有毒。浮也陽中之陽也。氣之薄者桂枝也。氣之厚者肉桂也。氣薄則發泄桂枝上行而發表氣厚則發熱肉桂下行而補腎此天地親上親下之道也。

細辛味辛。性溫無毒。升也陽也。其用有二。止少陰合病之首痛散三陽數變之風邪。

胡本小便下有而字

梔子味苦。性大寒無毒。沉也陰也。其用有三。療心中懊憹顛倒而不得眠。治臍下血滯小便不得利。易老云。輕飄而象肺。色赤而象火。又能瀉肺中之火。

葛根味甘平。性寒無毒。可升可降。陽中之陰也。其用有四。發傷寒之表邪。止胃虛之消渴。解中酒之苛毒。治往來之温瘧。

栝蔞根味苦。性寒無毒。沉也陰也。其用有二。止渴退寒熱。補虛通月經。

猪苓味淡甘平。性温無毒。降也陽中之陰也。其用有二。

除濕腫。體用兼備。利小水。氣味俱長。
乾薑生則味辛。炮則味苦。可升可降。陽也。其用有二。生則逐寒邪而發表。炮則除胃冷而守中。
草龍膽味苦。性寒無毒。沉也。陰也。其用有二。退肝經之邪熱。除下焦之濕腫。
蘇木味甘鹹平。性寒無毒。可升可降。陰也。其用有二。破瘡瘍死血。非此無功。除產後敗血。有此立驗。
杜仲味辛甘平。性溫無毒。降也。陽也。其用有二。強志壯筋骨。滋腎止腰疼。酥炙去其絲。功效如神應。

胡本青白下有色字

天門冬味苦平。性大寒無毒。升也陰也。其用有二。保肺氣不被熱擾。定喘促陡得康寧。

麥門冬味甘平。性寒無毒。降也陽中之陰也。其用有四。退肺中隱伏之火。生肺中不足之金。止煩渴陰得其養。補虛勞熱不能侵。

秦皮味苦。性寒無毒。沉也陰也。其用有四。風寒邪合濕成痺。青白幻翳遮睛。女子崩中帶下。小兒風熱癇驚。

地骨皮味苦平。性寒無毒。升也陰也。其用有二。療在表無定之風邪。主傳屍有汗之骨蒸。

桑白皮味甘。性寒無毒。可升可降。陽中之陰也。其用有二。益元氣不足而補虛。瀉肺氣有餘而止咳。

甘菊味苦甘平。性微寒無毒。可升可降。陰中之陽也。其用有二。散八風上注之頭眩。止兩目欲脫之淚出。

紅花味辛。性温無毒。陽也。其用有四。逐腹中惡血。而補血虛之虛。除産後敗血。而止血暈之暈。

赤石脂味甘酸。性温無毒。降也。陽中之陰也。其用有二。固腸胃有收斂之能。下胎衣無推蕩之峻。

通草味甘平。性微寒無毒。降也。陽中之陰也。其用有二。

陰竅澁而不利。水腫閉而不行。澁閉兩俱立驗。因有

通草之名。

烏梅味酸平。性温無毒。可升可降。陰也。其用有二。收肺

氣。除煩止渴。主泄痢。調胃和中。

川椒味辛。性大熱有毒。浮也。陽中之陽也。其用有二。用

之於上退兩目之翳膜。用之於下除六腑之沉寒。

萎蕤味甘平。性温無毒。降也。陽中之陰也。其用有四。風

淫四末不用。淚出兩目眥爛。男子濕注腰疼。女子面

生黑䵟。皆能療治。

木通味甘平。性寒無毒降也陽中之陰也其用有二瀉小腸火積而不散利小便熱閉而不通瀉小腸火無他藥可比利小便閉與琥珀同功。

白頭翁味苦。性溫無毒。可升可降陰中之陽也。其用有四。傅男子陰疝偏腫治小兒頭禿膻腥鼻衄血無此不効。痢赤毒有此獲功。

牡蠣味鹹平。性寒無毒。可升可降陰也。其用有四。男子夢寐遺精。女子赤白崩中。榮衛往來虛熱便滑大小腸同。

乾漆味辛平。性溫有毒降也。陽中之陰也。其用有二。削年深堅結之沉積。破日久祕結之瘀血。

天南星味苦辛。性溫有毒。可升可降。陰中之陽也。其用有二。墜中風不省之痰涎。主破傷如屍之身強。

商陸味酸辛平。性寒有毒降也。陽中之陰也。其味酸辛。其形類人。其用療水。其効如神。

葶藶味苦。性寒無毒。沉也。陰中之陰也。其用有四。除遍身浮腫。逐膀胱之留熱。定肺氣之喘促。療積飲之痰

胡本辛平下有性溫二字

海藻味苦鹹性寒無毒沉也陰中之陰也其用有二利水道通閉結之便泄水氣消遍身之腫

竹葉味苦辛平性寒無毒可升可降陽中之陰也其用有二除新舊風邪之煩熱止喘促氣勝之上衝

葱白味辛性溫無毒升也陽也其用有二散傷風陽明頭痛之邪止傷寒陽明下利之苦

天麻味辛平無毒降也陽也其用有四療大人風熱頭眩治小兒風癎驚悸却諸風麻痺不仁主癱瘓語言不遂

大棗味甘平。性溫無毒。降也陽也。其用有二。助脉強神。
和脾健胃。

葳靈仙味苦。性溫無毒。可升可降。陰中之陽也。其用有
四。推腹中新舊之滯。消胸中痰唾之痞。散苛癢皮膚
之風。利冷痛腰膝之氣。

惡實味辛平。性微寒無毒。降也陽也。其用有四。主風濕
癮疹盈肌。退風熱咽喉不利。散諸腫瘡瘍之毒。利凝
滯腰膝之氣。

草豆蔻味辛。性溫無毒。浮也陽也。其用有二。去脾胃積

滯之寒邪。止心腹新舊之疼痛。

玄胡索味甘辛。性溫無毒。可升可降。陰中之陽也。其用有二。活精血。療產後之疾。調月水主胎前之證。

荆芥味辛苦。性溫。其用有五。利血脉宣通五臟不足之氣。能發汗兼除諸勞煩亂之渴。瘡瘍散腫有神。產後血暈無比。

此以下晉府良醫增附

麻仁味甘平。無毒。其用有四。補中益氣之功。逐水利便之能。大腸燥有潤燥除燥之良。積滯血有破血復血之妙。

香附子味甘。性微寒無毒。陰中之陽也。其用有四。除胸中熱。而充皮毛。解胸中忪。而益氣血。故近世婦人血氣未有不用之者也。

縮砂味辛性溫無毒。其用有四。脾胃氣結而不散。善能消食。虛勞冷瀉而不安。還攻腹痛。

益智味大辛。性溫無毒。其用有六。遺精虛漏。小便遺瀝。脾胃虛寒。和中益氣。主君相二火。走脾腎兩經。此其治也。

烏藥味辛性溫無毒。其用有四。中惡心腹刺痛。蠱毒宿食不消。賤丈夫之膀胱。益婦人之血氣。

木瓜味酸。性溫無毒。其用有四。治脚氣濕痺。收邪氣霍亂。本草云益肺而去濕和胃而滋脾。此盡其用也。

五靈脂味甘。性溫無毒。其用有四。療心腹冷氣而利於大人。治五疳癖疾而益乎小兒。腸風通利氣脉。經閉能行血道。

瓜蒂味苦。性寒有毒。其用有四。治大小頭面四肢俱浮。吐凝痰胸膈兩脇俱到。去鼻中之瘜肉。療周身之黃疸。

車前子味甘鹹性寒其用有四主氣癃而小便不利治
濕痺而眼目不清不走氣與茯苓同功益精氣與茯
苓異用
郁李仁味苦辛陰中之陽也其用有四仁破血而潤枯
燥根破積而宣結氣小兒發熱作湯浴風蚛牙疼煎
含漱
茯神味甘無毒陽也其用有四風眩心虛而不安驚癇
神亂而不定利虛人之小便下虛人之滿急故稱補
虛之主

丁香味辛性温無毒陽也其用有四温脾胃而止霍亂
壯陽氣而暖腰膝降胸中之氣補腎經之虛
大腹皮味辛性微温無毒其用有三開痰壅而利膈健
脾胃而調中食吃醋心須用鹽洗
川楝子味苦平性寒有小毒其用有四主傷寒大熱治
上下腹痛瘡疥有殺蟲之能便溺有清利之妙
没藥味苦平無毒其用有六主破血而治下血瘀金瘡
而與杖瘡瘡瘍痛敷之有神筋骨痛服之無比
乳香味苦陽也其用有二解諸經之欝結定諸經之疼

痛主治如斯活法在已。

訶黎勒味苦而酸性温陰也降也其用有四腹脹滿不下飲食膈壅滞積多痰涎通結氣利津液有開導之功。止痢疾住滑瀉有收濇之效。

栝蔞實味甘性潤降也其用有六甘能補肺潤能降氣痰膠固而能開鬱火躁而能制治虚勞之痰嗽如神。療肺痿之喘促無對。

貝母味苦辛性平微寒其用有八主傷寒寒熱不寧治小便淋瀝不利喉痺用之能消痂瘕施之有効清痰

不燥止渇有功保肺定喘嗽寛中開鬱結故詩云言
采其蘊良在是夫

山藥味甘平性温手大陰經藥也其用有八味甘而能
補中益氣性涼而能除熱強陰主頭面之遊風治風
虚之眩暈充五藏而長肌膚健四肢而塡骨髓潤皮
毛之燥添氣血之能

前胡味苦性微寒其用有四開結寛胸脇清痰止頭痛
益精明目無疑傷寒寒熱必用

三稜味苦性平陰中之陽也其用有四潰老癖癥瘕調

少婦血脉。安心腹刺痛。消臓府瘀血。
蓬莪茂味苦辛。性温無毒。陽中之陰也。其用有六。消心
脾之飲食。破痃癖之結氣。治丈夫之賁豚。開婦人之
結滯。返正氣而定霍亂。回冷吐而止酸水。
欵冬花味甘辛。性温無毒。陽也。其用有四。療肺氣喘促
不寧。止涕唾稠黏不已。吐血心虛驚悸勞嗽。漸成肺
痿之證。主之。
肉豆蔻味辛。性温無毒。其用有四。治積冷心腹脹痛。止
霍亂。能消宿積。大人嘔吐涎沫。小兒惡傷乳食。

馬兜鈴味苦寒無毒陰中之陽也其用有四肺熱能清肺虛能補散滯氣刺痛開凝痰膠固

鬱金味辛苦陰也其用有四治丈夫尿血熱注開女人宿血結聚治脹痛破血而補療血淋能清利而愈

瞿麥味苦辛性寒陽中微陰也降也其用有五主關格諸癃閉而不通治癰腫諸結熱而不散明目去翳破胎損子宜其爲利水之聖藥也

滑石味甘性寒無毒降也其用有六滑能利前陰不利沉能泄上焦元氣開女子乳難結核主周身邪熱洩

澼。安吐瀉。乃盛暑良方。利水道爲至燥之劑。

蒲黃味甘。性平無毒。主吐衄唾血崩血。消瘀積敗漏瘡癤。産後兒枕痛。施之如神。産前胎能墮。用不爲劣。生用則破血。熟用則補血。

牡丹皮味苦辛。性寒。陰中微陽也。其用有六。治腸胃之積血。止吐衄之逆血。清有汗之骨蒸。解堅聚之癥結。瀉丈夫之陰火。涼綿綿之虛熱。

竹瀝味甘。性緩無毒。其用有四。消陰虛太熱之痰。降産後太虛之痰。開風虛太固之痰。潤消渴大燥之痰。功効大略如此。佐使當隨藥用。

人尿味鹹。性微寒無毒。其用有四。新產能下惡露。虛勞能復氣血。精不足則能補精。髓不足則能填髓。用則童子者良。試其色必清如水。

香薷味辛。微溫無毒。其用有六。治傷暑。有神。治水腫下水無比。治筋骨之損傷。療暑毒之血痢。

硃砂味甘。微寒無毒。其用有四。明目能通血脈。鎮驚能安魂魄。潤心肺而養精神。定怔忡而止煩渴。

鼈甲味鹹。性平無毒。其用有四。主心腹癥瘕兼積。治虛

勞瘦怯骨蒸。除鼻中瘜肉如取。平陰蝕惡肉成功。用

得九肋者良。製當酥炙爲能。

牛膝味苦酸平無毒。其用有五。主腰膝疼痛不能屈伸。

治月水閉結不得通利。男子陰消神丹。老人失溺無

比。墮胎宜慎。知其爲破血之劑。

旋覆花味鹹甘。性温有小毒。其用有四。破胸中結核痰

涎利。大腸鬱結血氣。傷寒後心下痞滿軟堅痞腹中

寬利。

校刻嶺南衛生方下卷大尾

跋

無用之書可秘。有用之書不可秘。
雖秘之。竟為具眼者所賞拔。
亦行于世。如衛生方之遇梓是
也。閱是書世僅有寫本。誤脫複
雜。鉤棘剌目。不可讀不啻原本
為何人帳秘而私之也。今梓子使
之免秘書之伍而就有用之列。其

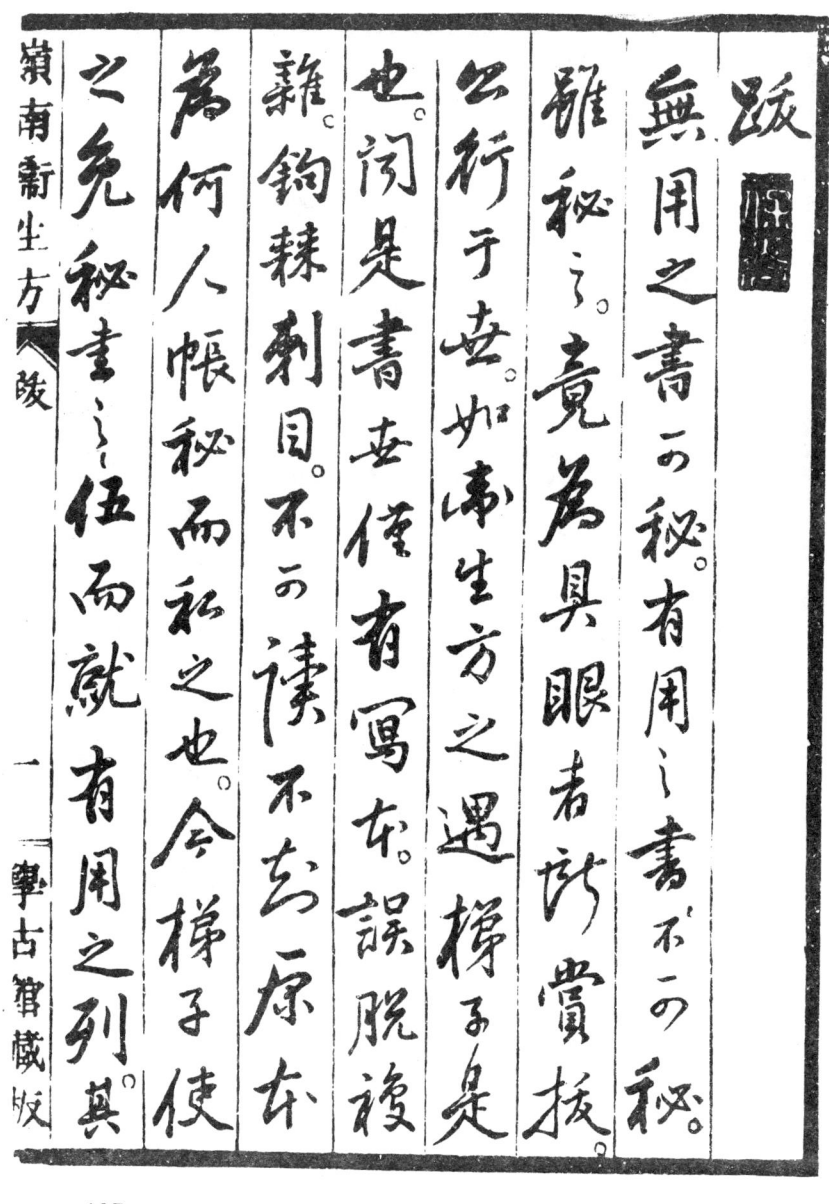

校訂之力殆比述作。所謂是書之功臣
矣。抑人情貴少不貴多。苟其家
有一秘書。則懸祈而寶視之。及其書
即行。則等閑視之。是校刻之
功不如帳秘之私也。是書遇樸子
爲幸耶。不幸耶。具眼者
必能辯之。

庚子秋日　岡田龜

募原偶記

憶文政癸未孟春。我南洋梯君。奉
阿波少將公之命。講醫經及本草於學館。有生徒讀
温疫論者。至募原二字。衆論不一。遂舉諸家之說。以
質之君。君引據素問瘧論張氏註解之簡亦在坐焉。
退而録之。爲一小冊。丁亥季冬。君以病而罷。客居京
師。不相見十四年矣。頃日余遊京師訪梯君。以其所
校嶺南衛生方見示。余受讀卒業。竊謂。此與呉氏疫
論相爲表裏。但彼則主苦寒。此則主辛温。然非一病

有二因。蓋以歳運異其治方耳。而今世醫家或錯認
附子之證用大黃。而未有大黃之證而用附子者。豈
非以呉氏之書。刊布已久。而李氏之書。未行于世耶。
今令此二書雙行。則庶幾有救生民之夭撗矣。因念
呉氏一書。專根乎募原。而募原不明。則雖登其堂。不
能入其室也。遂請㭪君。附募原偶記于其後。且録多
紀氏募原考全文。雜以管見。記中揭諸家姓名。非敢
呰先輩。私謂當仁不讓師之意云爾。

天保庚子季夏　山田簡誌

荻野氏温疫餘論。解傷寒感而卽發。時疫感久而後發者。謂肌表屬一身藩屏。而衛氣護之。雖毫毛刺膚則痛。此屏護完固而不隱容也。其護内亦如此。而容藏不卽發。何也。今有誤吞骨核之類者。入腹不覺痛。經日之後。上吐下洩。不至爲害。是知内有游地可以容藏。以此觀之。蓋募原表裏之界。必有游地。邪乘其隙伏匿隂養屈起之勢。故感而不覺也。久而後發。理或有之。

陰陽應象論云。重陰必陽。重陽必陰。故曰冬傷於寒。春必病温。春傷於風。夏生飧泄。夏傷於暑。秋必痎瘧。

秋傷於濕。冬生欬嗽。按。故曰以下。必陰必陽之解也。
蓋春夏爲陽。秋冬爲陰。當陽時爲陽所傷。謂之重陽。
春傷於風。夏傷於暑是也。當陰時爲陰所傷。謂之重
陰。秋傷於濕。冬傷於寒是也。温病欬嗽屬陽。飧泄痎
瘧屬陰。重陰重陽二句。陰極生陽陽極生陰之義。二
必字對二生字。非必定不易之謂也。假令昨日天冷。
人感其氣。至今日發熱病。是重陰必陽也。今日天熱。
人感其氣。至明日發寒疾。是重陽必陰也。陰陽之理。
其大無外。其小無內。豈可期時月耶。諸家遺此二句。

而以必字起疑是舉標遺本宜其不得解也凡病有感時即發者有踰時發者有久而發者有久而自解者皆由邪之緩急正氣虛實也邪之緩者未能敵正氣蘊蓄久之方成鬱熱其初熱微患者不自覺而醫亦莫之察因謂踰時而發耳凡疫邪自內達外熱則在表寒不在表故有發熱無惡寒異乎傷寒之邪客表位從外及內必惡寒者此宜汗與不宜汗之分界也或至傳變數證則治法依仲景方五十八難云傷寒有五有中風有傷寒有濕溫有熱病有溫病乃知

温病原與傷寒一家。

按腸胃者。人身之倉廩。傳道之官。主容穀味而消化之。其化與不化。由乎物之硬軟人之強弱也。若骨核硬物。固不可食安能容而消之乎。不能容故吐。不能消故泄。此腸胃之常也。肌膚毀傷。衛氣隨損。此肌膚之變也。荻野翁似據變論常。未免牽强。且上吐下洩未可謂無害于腸胃。究竟募原表裏之間。斷無游地可伏邪。凡人爲六氣之沴所傷。猶物被水浸潤。其所感淺深。係衛氣之盈缺。八尺之軀。九藏百骸。無一長物豈有設游地待邪氣之理哉。
荻野氏序温疫論云。又可氏本素問瘧論邪著募原之
語。按瘧論有間日發者。邪氣内薄於五藏横連募原
等語。遍篇專論痎瘧。無片語及温病。但有募原二字
耳。余未聞温病有間日一發者。則吳氏所本必非瘧
論。其所據是鍼經。鍼經卽靈樞。非素問也。張仲景傷
寒論序曰。九卷。皇甫謐甲乙經序曰。鍼經九卷。林億
等云。仲景叔和只爲之九卷。皇甫士安名爲鍼經。隋
書經籍志謂之九靈。王冰名爲靈樞。則可見其引證

亦誤矣。嘗聞荻野翁在東武講温疫論。以募膜二音。
爲學徒所嘲。余恨當時無人以癰論質之。
松尾淡臺温疫反案。及泰山霧隱温疫論解。並註鍼經
爲内經。按黄帝内經十八卷。昉見前漢書藝文志。甲
乙經序曰。按七略藝文志。黄帝内經十八卷。今有鍼
經九卷。素問九卷。二九十八卷。即内經也。葢以素問
鍼經二經爲内經。始見于此。吳氏之論。專主鍼經。今
二氏沉稱内經。未中竅。豈撿鍼經而不見募原二字
歟。

近見某先生温疫論筆記。蓋其門人所録。其説謂。鍼經無募原二字。出素問瘧論。呉氏誤認素問以爲鍼經。余廢書歎曰。有是哉。醫之爲人所賤也。不學面墻。口給禦人。妄造私言。衒燿其徒。而不恤賊夫人之子也。至於鑿空臆斷。玩弄古籍。可謂僭妄甚矣。今世所謂。專門名家者。率皆爾。則讀温疫論。不曉募原爲何物。而歸咎於先賢之疎漏。亦不足多怪也。語曰。鬻棺者欲歳之疫。非憎人欲殺之。利在于人死也。今以諂佞賣藥。衒口腹者。亦猶此耶。

醫學院畑氏辨温疫論曰。膜原。謂心下膈膜腸胃膜原。邪之傷表裏間也。古有縱與横之說。按。滑伯仁云。膈者隔也。凡人心下有膈膜。與脊脇周回相著。所以遮隔濁氣。不使上薰於心肺也。蓋謂胸腹限隔之脂膜。故名膈膜。固非指募原也。不知何以混腸胃膜原乎。抑至縱横之說。無瞽尤甚。余砣砣扰籍素難有年矣。未聞對稱心下膈膜與腸胃膜原。以分縱横。合爲募原也。畑氏又云。呉氏縱論。戾古規。背聖言。耳食之徒。溺其雄辨。不能由正道以入軒岐之域。其子元禎序

云。家嚴　尚藥奉御之暇。辨吳氏之非也。出于不獲
已之苦心。余謂吳氏據鍼經立言。卽軒岐之道也。畑
氏何必苦心而費無用之辨。且令子姪序之。賣弄爵
秩。抑亦何心哉。夫不讀聖經。而妄稱古規。詆議前賢。
猶瞽者辨白黑。聾者聽宮商。余服其膽。
辨溫疫論。嗣子柳啓序云。鍼經瘧論。有橫連募原之語。
未聞有疫邪著募原之說。可謂新法矣。按病名古今
有異同。若溫疫二字。在醫書始見于葛洪肘後方。在
古謂之溫病。故靈素難經仲景之書。及脉經甲乙經

等。無一疫字。坊本素問。刺法本病二論。載疫字。此二篇。王冰林億皆云。亡已久矣。明熊宗立著素問句讀。取素問遺篇一書補之。即此二篇也。不知何人撰述。要是係後人偽作。猶瘈瘲咳嗽等字。內經不載也。畑氏未曉病名有古今之異。故不免飯釜爲槃也。瘧論是素問中一篇。此序對舉鍼經瘧論。亦輕重失倫。

吳氏曰。疫者感天地之厲氣。在歲運有多寡。在方隅有厚薄。在四時有盛衰。此氣之來。無論老少強弱。觸之者即病。

鍼經歲露論云。黄帝曰。願聞歲之所以皆同病者。何因而然。少師曰。此八正之候也。因歲之和。而少賊風者。少病而少死。歲多賊風邪氣。寒温不和。則民多病而死。又云。立春風從西方來。萬民又皆中於虚風。吳氏之言。蓋本於此。癘氣。卽賊風邪氣。今之所謂温疫也。周禮云。四時皆有癘疾。蓋癘與癘通。劉熙逸雅云。癘疾氣也。中人如磨癘傷物也。又云。疫役也。有鬼行役也。

吳氏曰。邪自口鼻而入。則其所客。内不在藏府。外不在經絡。舍於夾脊之内。去表不遠。附近於胃。乃表裏之分

界。是爲半表半裏。卽鍼經所謂橫連募原是也。又云。令
邪在募原者。正當經胃交關之所
百病始生篇云。虛邪之中人也。始於皮膚。留而不去。
則傳舍於絡脈。本篇。留而上各具患狀。以文長不載。留而不去。傳舍於
經。留而不去。傳舍於輸。留而不去。傳舍於伏衝之脈。
留而不去。傳舍於腸胃。留而不去。傳舍於腸胃之外。
募原之間。又云。或著孫脈。或著絡脈。或著經脈。或著
輸脈。或著於伏衝之脈。或著於膂筋。或著於腸胃之
募原。上連於緩筋。邪氣淫泆。不可勝論。按。留而不去

者。謂治之不及也。邪氣中人身。從其淺深。爲之汗下。舍於腸胃。邪氣漸深。法當下之。然治已不及。至傳於募原。則邪氣尤深矣。蓋呉氏之書。本歳露論。然至論其傳變。則撮大意於始生篇。且經胃交關一句。根據腸外募原之文。然而呉氏不曰邪之中人。始於皮膚而爲自口鼻而入。則似與鍼經不合。陰陽應象論云。肺在竅爲鼻。脾在竅爲口。又云天氣通於肺。地氣通於嗌。聖濟總録云。瘴氣所起。其名有二。孟夏之時。瘴名芳草。而終于秋。孟冬之時。瘴名黄芒。而終于春。四時皆能傷人。而七八月間。山嵐烟霧蛇虺鬱毒之氣尤甚。當是時。瘴疾大作。不論老少。或因飢飽過傷。或因榮衛虛弱。或衝煙霧。或涉溪澗。但呼吸斯氣。皆成瘴疾。王汝言云。春秋時月。人感山嵐瘴霧毒氣。發寒熱。胸膈飽悶。不思飲食。此毒氣從口鼻入內也。治當解毒行氣。不宜發汗也。其他以口鼻爲說者數家。但未直言從口鼻而客募原耳。至吳氏。揑合彼此以立言。其言所客內不在藏府外不在經絡者。以邪氣舍於夾脊之內也。擧痛論云。寒氣客於夾脊之脉則深。

蓋吳氏由此示邪之深耳。凡人苟有疾病。必害於藏府經絡。豈有不由藏府經絡。而生疾病者哉。乃吳氏所以舉三陽之顯證也。今疫邪舍于肉理藏府間之募原。表雖近未出表。則非表證。胃雖近未入胃。則非裏證。不可汗。亦不可下。所以名半表半裏也。

多紀氏募原考曰。募原。未詳其義。檢字書。募廣求也。無干人身之義。因攷素靈諸篇。募者幕之訛也。幕又从肉作膜。劉熙釋名云。膜幕也。幕絡一體也。痿論。肝主身之筋膜。全元起註云。膜者。人皮下肉上筋膜也。李時珍脈學釋音。募與膜同。蓋募本取義于帷幕。說文。帷在上曰幕。耳。太陰陽明論。脾與胃以膜相連。新校正云太素膜作募又邪客篇。地有林木。人有募筋。此募幕易訛之證也。

按。素靈諸篇。無一幕字。豈容幕訛作募。其从肉作膜者。即是募字。非幕字也。故歲露論。瘧論。及百病始生篇等。所謂募原者。舉痛論已作膜原。便是確證。若時珍脈學。遠出于舉痛論之後。乃為白談。乾隆已巳所刊。年希堯經驗四種中溫疫論。悉作膜原。此書雖刻盛行。世人誰不知募之為膜也。繁引數證。全屬贅疣。

周禮幕人注云。在旁曰帷。在上曰幕。皆以布爲之。四合象宮室。由是觀之。劉熙所謂。膜幕也幕絡一體者。卽指肌表皮肉。中間之脂膜。故以帷幕取喩也。但未可以帷幕喩募原。何則邪之客肌表者。一汗可解。客募原則邪氣已深。非一汗所能解也。故余斷然曰。劉說指肌表皮肉間之脂膜。決不以各藏各府間。迂曲微細者。取義于帷幕也。況帷幕亦無關人身之義乎。至于太陰陽明論。及邪客篇等。固無募幕易訛之證。恐屬附會。又按。隋全元起著素問訓解。而不傳。多紀氏引之。恐亦杜撰。

其已如此。而膜之在軀殼中最爲用者。爲膈幕。人鏡經云。膈膜者。自心肺下。與脊脇腹周迴相著。如幕不漏。以遮蔽濁氣。不使熏清道是也。甲乙經。膈俞。在第七椎。因推之。蓋膈幕之系。附著脊之第七推。卽是幕原也。

按。藏府證治圖說人鏡經八卷。姓氏未詳。蓋係明人所著。今引此者。意在幕字。欲以附會募原於膈膜耳。膈膜之用。元滑伯仁已言之矣。非昉于人鏡經。而膈膜固非募原也。馬玄臺。張介賓。並曰膈膜。前齊鳩尾。

後齊十一推。若令膈膜著第七推。則距鳩尾及十一推遠矣。何以有滓穢濁氣之說哉。夫五藏之位置乎人身也肺心脾肝腎。爲之序次。脾藏素位肝藏之上。肝藏素居于脾藏之下。然在腧穴。則脾腧在十一推。而肝腧却在九推。其不可拘泥如此。

瘧論。邪氣内薄於五藏。横連募原也。其道遠。其氣深。歲露篇同王氷註。募原。謂鬲募之原系。新校正云。全元起本。募作膜。太素巢元方並同。今以横連二字觀之。則爲膈幕之原系。無疑矣。

此亦引瘧論及王冰次註。其以募原。爲鬲募之原系。蓋似解橫字爲縱橫之橫。以連字爲連列之連也。夫病勢。傳變萬狀。非一言之所能盡。而察之之要。惟賴望聞問切。賊邪傷人。病無形體。豈可與五積癥瘕之隱然成形。如杯盤梁架。如蛇鼈獺狐者比視哉。則不知何所見而言橫言連。其義不可解。醫籍汗牛。亦不載此等證候。可見失解之甚。此二字。當以孟子洪水橫流。流連荒亡解之。邪之客募原。爲人身之患。猶橫流流連。爲天下之憂也。

而幕原。又所指不一。百病始生篇云。腸胃之外。募原之
間。又云。或著於腸胃之募原。舉痛論云。寒氣客於腸胃
之間。膜原之下。又云。寒氣客於小腸膜原之間。蓋所謂
膜原者。言膜之在各藏各府之間。而遮隔者之原系也。
按前文已言幕原附著于膈俞之分。此言幕原所指
不一。蓋亦誤混募原膈膜爲一。故於經文。無一明證。
徒舉百病始生篇。舉痛論等。不符己意者數條。欲以
所指不一一句。揜其附會耳。凡病有七情六淫之異。
有陰陽表裏之差。先哲論法定方。從其淺深。以作藥

餌。據輕重以辨死生。各有標準度之也。吳氏以募原立標準。若募原所指不一。則邪之所在不明。而病不可名狀。或至誤治驕病。爲難治之證。謂之壞病。吳氏之設論。豈欲以壞病耶。不然則募原豈容無所定指哉。

各藏各府之間。皆有薄膜。而外連于皮肉孔穴。直其次者。謂之幕穴。肝幕期門。膽幕日月之類。豈藏府位於身中。而其氣背部則從脊骨間而輸出。故謂之腧穴。腹部則藏府之幕。直著於皮肉。故謂之幕穴乎。六十七難。亦

誤作募。滑壽遂註云。募猶募結之募。言經氣之聚於此
也。亦何不考也。

按。多紀氏言。藏府間薄膜。外連于皮肉孔穴者。蓋似
以經絡混募原。夫人身之孔穴。三百六十有五。悉係
于十二經絡。及任督二經之所流注。故無一穴不由
經絡者。豈須擧募原哉。自古至今。未有就孔穴論募
原者。至若直其次者。謂之募穴。肝募作肝幕。膻募作
膻幕。取義于帷幕。殆乎妄誕矣。甲乙經。三焦募。卽任
脉石門穴。然而三焦有名無形。難經曰。心主與三焦

爲表裏。俱有名無形。蓋三焦謂腎間原氣之別使。以營周身者。故秦越人呼腎曰三焦之原。詳見八難及六十六難。然則帷幕三焦者。卽周身之皮膚耳。乃知三焦不位石門之分。募穴亦不可以帷幕喩也。內經諸篇所載十二經募穴。豈盡幕穴之訛乎。又以爲從脊骨閒而輸出。故謂之腧穴者。恐非。蓋五藏六府之腧穴各在背部。或曰心腧。或曰肺腧。皆謂某穴主治某病。滑伯仁云。在背爲陽。則謂之腧。腧史記扁鵲傳作輸。猶委輸之輸。言經氣由此而輸於彼也。而諸腧

慭係背部足太陽一經。即是經氣之所輸也。豈有從
脊骨間而輸出乎。滑伯仁又云。在腹爲陰。則謂之募。
猶募結之募。言經氣聚於此。此足以解募穴之義。竊
謂。募穴之募。莫故切音暮。募原之募。末各切音𧃍。猶
胞字包拋二音。子宮膀胱所指各異。又正字通膜字
註云。模韻音糢。蓋與募古通。多紀氏暮𧃍混同爲一
音。故致訛如此。而歸罪於先哲之不考。豈不寃乎。
此他後世諸家。釋募原者。多牽强迂謬之說。茲舉其一
二如左。

所謂諸家。釋募原者。馬玄臺。張介賓。張思聰。百病始生篇。及舉痛論註。張思聰。高世栻。瘧論註。吳又可溫疫論。高鼓峯四明心法。王子接古方選註。蔣示吉醫意商。劉奎溫疫論類編是也。然衆說迂怪。難以信據

已見募原考。此不復贅。

案考以上諸說。募原二字。曰。爲皮裏膜外。曰。爲鬲肓之原。曰。爲募穴原穴。曰。爲膜理。曰。爲膏膜。曰。爲衝脈。曰。爲胸中支膜之原野。其不一定如此。然因瘧論所言而揆之。其地卽在形層之內。藏府之外。俠脊之界。吳又可謂

之半表半裏者似是。但其言未清晰。是可惜耳。其餘數說。未免岐誤。學者勿見眩惑焉。

按。多紀氏亦未免岐誤。徒加繁冗。令後學亡羊。程子註大學親民云。親當作新。不敢改本文。此從來傳注之法也。今改肝募作肝幕。膽募作膽幕。殆乎武斷害經。其將求勝於經耶。抑未達耶。

募原二字。聚訟紛然。竟無明解。按。張介賓註瘧論云。凡肉理藏府之間。其成片聯絡薄筋。皆謂之膜。所以屏障血氣者也。凡筋膜所在之處。脈絡必分。血氣必

聚。故又謂之膜原。亦謂之脂膜。此說明了。足以破紛
紛之惑矣。今解剖禽獸。亦肉間藏理。薄膜聯絡。此卽
募原也。諸家無悟此義。募原考引張說。亦不及此。枉
費思索。適足以惑後學耳。或問。原字作何解。曰。張註
所謂。所在之處。是原字之解也。素問肉之大會爲谷。
肉之小會爲谿。又云。大谷小谿。此皆衛氣之所留止。
邪之所客也。按衛氣所留止。卽脂膜所在之處。所謂
原也。猶譬蹕所至稱行在所也。此與難經腎間動氣
爲生氣之原一般。但越人以腎氣爲言。此則以衛氣

言之。曰谿。曰谷。曰原。亦同一義也。張註益本此。鍼經歲露論云。邪氣內搏於五藏。橫連募原。此亦謂痎瘧。然篇中論瘧者惟此一章。其他則論賊風邪氣。後世所謂溫疫也。逈異乎瘧論之通篇論痎瘧者。乃知吳氏立論。全據鍼經。非據素問也。

募原偶記畢

天保十二辛丑七月新鐫

學古館藏板

發兌

書肆

江戸日本橋通壹丁目　須原屋茂兵衛

大坂心斎橋通安堂寺町　秋田屋太右衛門

京都寺町通松原下町　勝村治右衛門

同夷川通新町東江入町　若山屋茂助

同柳馬場通二條下町　朝倉儀助

同二條通衣棚東江入町　風月莊左衛門